Pflege PRAXIS

Jutta König

Dokumentationswahnsinn in der Pflege

Es geht auch anders

4., aktualisierte Auflage

Mit und ohne SIS®

schlütersche

Jutta König ist Wirtschaftsdiplom-Betriebswirtin Gesundheit (VWA) und Sachverständige bei verschiedenen Sozialgerichten im Bundesgebiet. Sie unterrichtet Pflegesachverständige und Pflegeberater, arbeitet als Unternehmensberaterin und Dozentin in den Bereichen SGB XI, SGB V, Heim- und Betreuungsrecht. Sie ist examinierte Altenpflegerin, Pflegedienst- und Heimleitung.

»Will die Schwester nicht wie bisher Amboß sein, muß sie eiligst anfangen, Hammer zu werden und ihr Geschick nicht willenlos aus den Händen anderer zu nehmen, sondern es selbst zu gestalten.«

AGNES KARLL (1889)

Bibliografische Information der Deutschen Nationalbibliothek
Die Deutsche Nationalbibliothek verzeichnet diese Publikation in der Deutschen Nationalbibliografie; detaillierte bibliografische Daten sind im Internet über http://dnb.de abrufbar.

ISBN 978-3-8426-0828-3 (Print)
ISBN 978-3-8426-9053-0 (PDF)
ISBN 978-3-8426-9054-7 (EPUB)

Titelbild: salita2010 – stock.adobe.com
Covergestaltung und Reihenlayout: Lichten, Hamburg
Druck: Gutenberg Beuys Feindruckerei GmbH, Langenhagen

Inhalt

Vorwort

Dieses Büchlein stiftet an: zum anders Denken, zum Richtungswechsel und zur Abkehr vom blinden Gehorsam. Lassen Sie uns gemeinsam wieder das Richtige tun. Der Pflegebedürftige muss wieder zurück in den Mittelpunkt. Es kann nicht sein, dass der MDK, die Heimaufsicht oder andere sich das Recht nehmen, die Pflegedokumentation in den Mittelpunkt zu stellen. Schon seit einigen Jahren läuft nach meinem Dafürhalten einiges falsch in der Altenpflege. Es kann doch nicht Sinn der Sache sein, 20 verschiedene Papiere in der Dokumentation zu führen oder auf dem EDV-gestützten System durch 30 Masken zu zappen.

Machen Sie mit! Das ist ein Aufruf zur Abkehr vom Dokumentationswahnsinn, unter Beachtung aller Vorgaben und rechtlichen Bedingungen.

Andreas Westerfellhaus, Präsident des Deutschen Pflegerates e.V. (DPR), machte an zahlreichen Beispielen deutlich, »mit welch ausufernder Bürokratie und überbordenden Dokumentationsanforderungen Pflegende vielfach belastet sind. Dies habe zur Folge, dass für die eigentliche Tätigkeit, die Pflege der Patienten und Bewohner, immer weniger Zeit verbleibe.« Und: Ex-Bundesgesundheitsminister Philipp Rösler richtete für »Fragen der Entbürokratisierung in der Pflege eine beim Bundesministerium für Gesundheit (BMG) angesiedelte Ombudsstelle ein. Diese hatte – zeitlich befristet – als Stabsstelle im BMG die unterschiedlichen Anregungen und Vorschläge gesammelt und für ein Gesetzgebungsverfahren aufbereitet.

Ottersheim, im Januar 2020 Jutta König

Einleitung

Wenn jemand sagt »Du musst!«, lernen Sie zu fragen »Wo steht das?« Denn der stillschweigende oder gar vorauseilende Gehorsam der letzten Jahrzehnte hat uns in der Pflege einige Verwirrung und Orientierungslosigkeit gebracht.

Nicht genug, dass es verschiedene Vorgaben von außen gibt. Nicht genug, dass die Institutionen, die uns die Vorgaben machen, sich noch nicht einmal miteinander absprechen. Nein, auch die interne Qualitätssicherung, manchmal selbst die Pflegedienstleitung, haben sich auch noch eigene Maßstäbe gesetzt. Das ist zwar nicht grundlegend falsch, aber alles zusammen ergibt eine Fülle von einander widersprechenden Anforderungen, die an eine Pflegeeinrichtung herangetragen werden. Die Anforderungen betreffen die gesamte Organisation der Einrichtung, insbesondere aber die Mitarbeiter der Pflege, wenn es um die Pflegedokumentation geht.

In den vielen Jahren meiner Tätigkeit als Beraterin und Sachverständige habe ich viel gesehen und erlebt. Eines hat mich dabei all die Jahre begleitet: Der Pflegeprozess funktioniert nicht oder er ist trotz der wachsenden Papierflut nicht vollständig nachvollziehbar abgebildet. Pflegeplanungen entpuppten sich häufig keineswegs als Planungen der täglichen Pflege. Pflegeplanungen werden geschrieben, damit sie auf dem Papier stehen oder dem MDK gezeigt werden können. Eine sinnvolle Planung als Versorgungsrezept für den Pflegebedürftigen fand ich leider eher selten.

Dieses Dilemma hat viele Ursachen und es liegt an Ihnen, liebe Mitarbeiter in der Pflege, dieses Dilemma zu beseitigen. Sie können das! Ich gebe Ihnen die wichtigen Hinweise und zeige Ihnen ganz konkret den Weg, den Sie gehen müssen. Sie werden sehen, dass Sie mehr tun können, als Pflegebedürftige in Schubladen zu stecken. Sie werden erfahren, dass Pflegemodelle durchaus sinnvoll sind, aber eine Pflegeplanung nicht notwendigerweise aus 13 AEDL bestehen muss. Sie werden entdecken, dass die MDK-Prüfung auch ohne seitenlange Pflegeplanung positiv durchlaufen werden kann, vermutlich sogar positiver, als wenn die Planungen stur nach AEDL heruntergeschrieben wurden.

1 Allgemeine Informationen und Grundsätze zur Dokumentation

Eine Dokumentation ist zunächst eine Sammlung von Daten und Fakten. Sie ist Ordnung, Speicherung und Auswertung von Urkunden bzw. schriftlich fixiertem Wissen. Wichtig zu wissen: Es gibt einen Unterschied zwischen administrativer Dokumentation der Verwaltung und der ärztlichen bzw. pflegerischen Dokumentation.[1] Die administrative bezieht sich eher auf Daten der Stammdatenverwaltung oder versicherungsrelevanten Dokumentation während die medizinische bzw. die pflegerische Dokumentation sich mit Inhalten medizinischer oder pflegerischen persönlichen Daten des Betreffenden befasst.

Tab. 1: Grundsätze bei der Dokumentationsführung

Dokumentationswahrheit	Dokumentationsklarheit
Tatsachen	Eindeutig
Wahrheit	Nachvollziehbar
	Aussagefähig
	Echt
	Keine Streichung
	Lesbar

[1] Vgl. Böhme H (1999). Rechtshandbuch für Führungskräfte. Weka Verlag, Kissing

Jede Dokumentation folgt bestimmten Grundsätzen (▶ Tab. 1). Neben der **Wahrheit** muss das Dokument auch **Klarheit** schaffen. Das bedeutet zum einen, die Eintragung muss eindeutig und nachvollziehbar sein, wobei sich »nachvollziehbar« mit »logisch« übersetzen lässt. Zum anderen muss das Handzeichen eindeutig einer bestimmten Person zuzuordnen zu sein. **Echtheit** heißt, dass jeder für sich selbst einträgt und man nichts für andere abzeichnet. Dabei bedeutet Echtheit auch, dass Eintragungen weder mit Bleistift noch mit Füller vorgenommen werden dürfen. Auch die Benutzung von Tipp-Ex ist verboten.

Keine Streichung heißt zum einen keine Striche, z. B. für erbrachte Leistungen. Diese Strichlisten sind sehr verbreitet, aber unzulässig. Auch wenn die Kassen beispielsweise im ambulanten Dienst eine Strichliste zur Abrechnung zulassen, dient diese lediglich der Abrechnung, nicht aber als Nachweis. Auch in anderen Bereichen, z. B. auf Dienstplänen, in Pflegeberichten oder Protokollen, ist eine Streichung unzulässig. Wenn Sie einen Rechtschreibfehler korrigieren wollen, so können Sie das entsprechende Wort mit einem sauberen Strich als ungültig deklarieren. Sofern das darunter Geschriebene noch lesbar ist, ist diese Streichung zulässig.

Lesbar bedeutet, dass das Geschriebene immer lesbar bleiben muss. Sie müssen Ihre Handschrift also soweit bessern, dass es stets sauber und lesbar ist.

1.1 Die einzelnen Grundsätze und ihre Bedeutung

Die **Dokumentationswahrheit** verlangt, dass Sie den Tatsachen entsprechend dokumentieren. Sie sollen die Geschehnisse so aufschreiben, wie sie gewesen sind, ohne zu interpretieren. Beispiel: Sie sehen einen Pflegebedürftigen mit seiner Unterhose auf dem Kopf aus dem Zimmer kommen – das ist die simple Wahrheit. Schreiben Sie aber »war verwirrt« oder »ist desorientiert«, kommen Sie der Wahrheit nur annähernd nahe. Sie werden dem Kunden und der Dokumentationsanforderung nicht gerecht. Außerdem ist diese Art der Dokumentation nach Monaten nicht mehr nachvollziehbar. Erklären Sie mal, was Sie meinten, als Sie vor sechs Monaten »war verwirrt« eingetragen haben. Was war damals eigentlich los? Erinnern Sie sich noch daran, dass der Pflegebedürftige mit seiner Unterhose auf dem Kopf aus dem Zimmer kam? Wissen Sie noch, was Sie gesehen haben, was Sie wahrgenommen haben und wie sich der Pflegebedürftige verhalten hat? Glauben Sie mir, das wissen Sie Monate später nicht mehr, es sei denn, Sie haben die Situation wahrheitsgemäß und 1:1 niedergeschrieben.

Das Motto bei jeder Dokumentation

Beschreiben Sie stets Tatsachen! Schreiben Sie genau auf, was Sie gesehen, gehört oder wahrgenommen haben.

Einige Beispiele möchte ich Ihnen nennen, weil sie zeigen, dass die wahrheitsgemäße Dokumentation leider oft nicht praktiziert wird.

»Aggressiv«

Wie verhält sich ein Mensch, wenn er aggressiv ist? Finden Sie diesen Begriff eindeutig? Was meinen Sie, wenn Sie schreiben: »Herr M. war heute sehr aggressiv«? Verstehen Ihre Kollegen darunter das Gleiche wie Sie? Wenn Sie schreiben: »Herr M. schlug mit dem Stock nach mir« – »Herr M. hat mich angespuckt« – »Herr M. schrie mich an«, stellen Sie dagegen die Tatsachen objektiv dar.

»Verwirrt«

Wie benimmt sich ein Mensch, wenn er verwirrt ist? Macht er Unfug, läuft er in die falsche Richtung oder belästigt er andere? Urteilen Sie selbst: Der Satz »Frau M. ist heute sehr verwirrt« lässt keine Rückschlüsse auf den Aufwand oder den Gehalt der Aussage zu. »Frau M. steckte ihre Zahnprothese in den Blumentopf« – »Frau M. fragte mich innerhalb weniger Minuten 10 Mal, wo sie ist« – diese Eintragungen sind sehr aussagekräftig.

»Desorientiert«

Wie und auf welche Art ist ein Mensch desorientiert? Wenn ein Verhalten schlicht mit »desorientiert« abgetan wird, macht eine solche Eintragung überhaupt keinen Sinn. Was soll hier transparent gemacht werden? Ist eine solche Eintragung überhaupt relevant? Wenn ja, für wen? Deutlich zum Ausdruck der Situation und der Handlung dienen Eintragungen wie »Herr L. sprach mich als Mutter an« – »Herr L. dachte, es sei mitten in der Nacht« – »Herr L. sagte, er müsse jetzt zur Schule«.

Wenn Sie nun befürchten, Eintragungen solcher Art, die der Wahrheit entsprechen, benötigen mehr Zeit, irren Sie. Schreiben Sie doch mal: »Herr L. ist heute wieder sehr desorientiert« und vergleichen Sie diese Aussage mit dem Satz: »Herr L. sprach mich als seine Mutter an.« Sie mussten nur ein einziges Wort mehr schreiben, um den konkreten Sachverhalt klar und eindeutig zu beschreiben.

»Solche Sätze müssen einem erst einmal einfallen«, höre ich Sie sagen. Das ist prinzipiell nicht richtig, denn meine Beispiele spiegeln ganz einfach die Tatsachen wider, während Umschreibungen wie »desorientiert«, »verwirrt« oder »aggressiv« nur eine grobe Beschreibung darstellen, zudem ungenau und vieldeutig sind. Diese Worte wurden Ihnen nicht in die Wiege gelegt. Vielmehr haben Sie sie im Laufe Ihres Berufslebens erworben, ihnen einen Sinn gegeben und erliegen dem Irrtum, Sie würden sich so sehr professionell ausdrücken.

Es ist diese falsch verstandene Professionalität, die dazu führt, dass Mitarbeiter in der Pflege sich den Kopf darüber zerbrechen, was sie wie schreiben sollen! Sie trauen sich gar nicht, so einfach zu formulieren wie früher im Schulaufsatz. Stattdessen umschreiben sie und wollen sich möglichst kurz fassen. Die Konsequenz: Krankenbeobachtung und Wahrnehmung, die eine zentrale Rolle spielen, erscheinen in der Dokumentation unvollständig, ungenau und distanziert. Was halten Sie von diesen Aussagen:

- »Die Wunde sieht besser aus.«
- »Herr Müller sieht schlecht aus.«
- »Frau Meier hat wenig getrunken.«

Jeder von Ihnen kennt diese und ähnliche Sätze. Doch keiner dieser Sätze ist aussagekräftig. Die Begriffe bieten keine klare Beschreibung und sind subjektiv gefärbt. Wer von Ihnen hat nicht schon erlebt, dass ein Kollege sagte, irgendetwas oder irgendjemand sähe gut oder schlecht aus – und Sie waren völlig anderer Meinung?

Würde ein Kollege bei der Übergabe nur sagen: »Herr M. sieht nicht gut aus«, würde jemand aus der Runde nachfragen, was los war. Wenn ein Kollege bei der Übergabe schildert: »Die Wunde sieht schlecht aus«, würde sich ebenfalls niemand damit zufrieden geben und nachfragen, wie die Wunde aussieht. Deshalb werden bei den Übergaben häufig detailliert Auskünfte und Tatsachen weitergegeben, während die Dokumentation aber nur bedingt aussagefähig bleibt.

Fazit **Nicht das »Wie« entscheidet**

Schreiben Sie immer so, wie sie es Ihren Kollegen im Gespräch schildern würden. Schreiben Sie, was Sie gesehen und wahrgenommen haben und zwar genauso, wie es war. Denken Sie nicht darüber nach, wie Sie etwas schreiben, sondern fragen Sie sich, was los war.

Niemand zwingt Sie, poetisch oder formvollendet zu schreiben. Grundsätzlich ist die Grammatik ebenso wenig wichtig wie die Rechtschreibung. Hauptsache ist, dass der Sinn des Geschriebenen verständlich bleibt und sich die Tatsachen wiederfinden.

Um dem Vorwurf der wertenden Äußerung aus dem Weg zu gehen, sollten Sie u. a. auf folgende Begriffe ganz verzichten:

- gut/schlecht gelaunt
- gut/schlecht drauf
- gut/schlecht geschlafen
- giftig
- unmöglich
- frech

- aggressiv
- böse
- ekelig
- depressiv

Versuchen Sie stets, die Tatsachen zu beschreiben. Statt »gut gelaunt« können Sie schreiben: »Frau M. lachte heute viel« – »hat sich gefreut über …« – »scherzte mit mir während der Grundpflege«. Schreiben Sie doch statt »wütend, aufbrausend« einfach die Tatsache: »Herr M. war aufgebracht, weil ich heute so spät zu ihm kam« – »Frau M. ist verärgert wegen ihrer Nachbarin« – »Frau M. hat mich angeschrien, weil…«

Eine weitere Kategorie, die Sie vermeiden müssen, sind Selbstverständlichkeiten oder regelmäßig wiederkehrende Tätigkeiten wie z. B.: »Herr M. wurde geduscht.« Wenn man davon ausgeht, dass in einem Bericht nur Besonderheiten stehen, bedeutet dieser Eintrag, dass Herr M. ansonsten nicht geduscht wird oder dass es nötig war, dieses Duschen gerade heute durchzuführen. Sollte es aber der Fall gewesen sein, dass Herr M. geduscht werden musste, weil er beispielsweise eingenässt hat, so sollte dies unbedingt als Erklärung erwähnt werden.

Genauso kritisch ist die Eintragung »versorgt nach Plan«. Geht man davon aus, dass der Bericht nur besondere Einträge enthalten soll, so bedeutet dieser Eintrag, dass es heute ausnahmsweise möglich war, diesen Pflegebedürftigen nach Plan zu versorgen. Sollte ein nachfolgender Kollege diesen Eintrag nicht ebenfalls in den Bericht schreiben, hat er diesen Pflegebedürftigen heute nicht nach Plan versorgt.

Es gibt Eintragungen, die eher aus Verlegenheit erfolgen. Auch die sind unnötig. Was bedeutet »keine Besonderheit«, »keine Auffälligkeiten«, »nichts Besonderes«? Ein Bericht dient doch gerade der Eintragung von Besonderheiten, Auffälligkeiten und besonderen Umständen. Also können Sie sich diese Verlegenheitseintragungen sparen. Sie sind nicht nur unnötig, sondern auch noch unglücklich. Wer keine Veränderungen beobachtet, der beobachtet offensichtlich nicht genau. Ist ein Mensch jeden Tag gleich? Gleicher Stimmung, gleicher Verfassung, gleichen Zustands? Wohl kaum.

Sogar ein Apalliker unterliegt Schwankungen im Tagesverlauf. Hier ist Ihre Fähigkeit der guten Krankenbeobachtung gefragt. Ein Pflegebedürftiger schläft mal gut, mal weniger gut. Er freut sich mal mehr, mal weniger über bestimmte Dinge und ist mehr oder weniger verärgert über andere Begebenheiten. Ein Pflegebedürftiger spricht mal mehr, mal weniger, denn ein pflegebedürftiger Mensch ist nun einmal ein Mensch wie Sie und ich. Oder wollen Sie behaupten, Sie waren vorgestern in exakt der gleichen Verfassung und Stimmung wie gerade jetzt in diesem Moment?

1.2 Welchen Sinn hat eine Pflegedokumentation?

Diese Frage ist aus der Sicht der Pflegenden durchaus verständlich, denn die Anforderungen an die Pflegedokumentation sind keineswegs einheitlich. So viele Prüfer, so viele Ansichten: Die eine Instanz hält etwas für richtig, was die andere als kritisch oder gar falsch erachtet. Die Heimaufsicht will es so, der MDK-Gutachter anders und der Qualitätsprüfer noch mal anders. Hinzu kommt, dass jede Pflegekraft die Pflegedokumentation ein wenig anders gelernt hat, dass nicht alle im Unternehmen eine Sprache sprechen und dass jedes Seminar zum Thema neue Fragen aufwirft.

Erschwerend kommt hinzu: Es gibt kein eindeutiges Gesetz, das die Dokumentationsform regelt oder gar ihre Inhalte definiert. Die Dokumentationspflicht ergibt sich aus allgemeinen Rechtsgrundsätzen und aus der Rechtsprechung. Hans Böhme schreibt in seinem Rechtshandbuch für Führungskräfte von 1999, dass die Begründung für eine Verpflichtung zur Dokumentation in mehreren Ebenen zu finden sei:

»Haftungsrecht

- Der Vertragspartner hat einen vertraglichen Anspruch auf sach- und fachkundige Arbeitsleistung
- Oberstes Gebot ist die Sicherheit des Kunden/Pflegebedürftigen
- Es haftet der, der ausführt, für seine Durchführung und der, der anordnet, für seine Anordnungen

Vertragsrecht
- Pflegevertrag/Heimvertrag
- Eigenverantwortung
- Verantwortungsebenen in der Arbeitsteilung
- Organisationsverantwortung

Sicherungs- und Verkehrspflicht der Einrichtung/Qualitätssicherung
- Krankenkassenversicherungsrecht und Pflegeversicherung (Qualitätssicherung)«

Fazit **Die Dokumentation der Pflegeeinrichtung muss verschiedenen Kriterien genügen**

- Gewährung der Sicherheit des Pflegebedürftigen
- Leistungstransparenz
- Interdisziplinäre Information und Kommunikation
- Qualitätssicherung
- Organisationshilfe
- Planungshilfe

Für wen wird dokumentiert?
- Für die eigene Sicherheit, zum Beweis der geleisteten Arbeit, aus haftungsrechtlicher Sicht
- Für den Pflegebedürftigen/Angehörigen/Betreuer, damit diesen klar ist, wer was wann zu tun hat
- Für Kollegen als Information oder Arbeitsanweisung
- Für die Einrichtung als Leistungsnachweis
- Für den betriebswirtschaftlichen Erfolg, für eine korrekte Einstufung
- Für den MDK zur Qualitätssicherung
- Für den MDK zur Begutachtung der Pflegebedürftigkeit
- Für andere Institutionen wie Heimaufsicht, Gesundheitsamt etc. als Nachweis der geleisteten Arbeit und der Einhaltung der Fürsorgepflicht
- Für Kostenträger wie Pflegekasse, Sozialamt als Leistungsnachweis
- Für den Informationsaustausch mit Ärzten, Therapeuten, Krankenhäusern etc.

1.3 Die Formulare und der Pflegeprozess

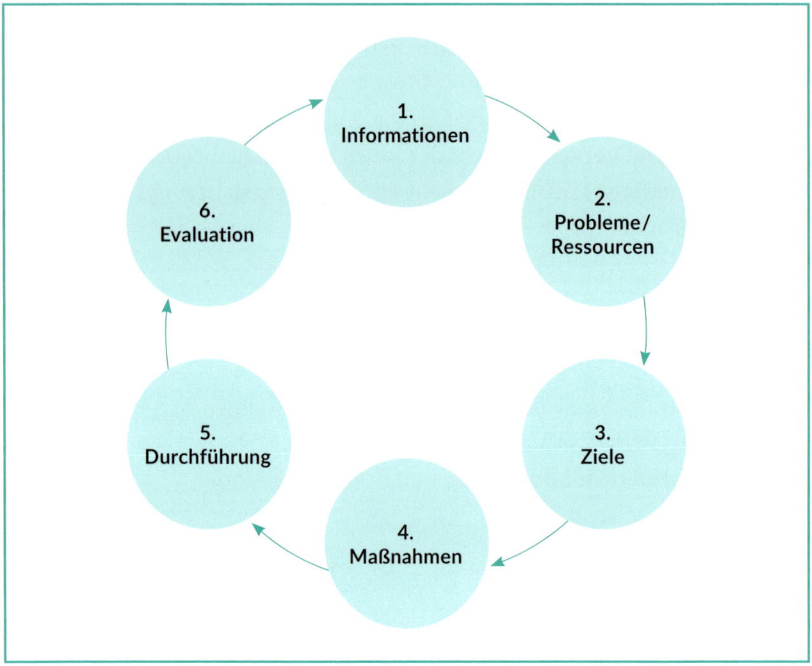

Abb. 1: Der Pflegeprozess nach Fiechter und Meier.

Den einzelnen Schritten des Pflege- und Betreuungsprozesses (▶ Abb. 1) lassen sich unterschiedliche Formulare zuordnen:

1. Schritt, Informationssammlung

- Stammblatt
- Pflege- und Sozialanamnese
- Biografiebogen
- Überleitungsbogen
- Braden-Skala/Norton-Skala
- Einschätzung Mangelernährung
- Einschätzung Kontrakturrisiko
- Einschätzung Sturzrisiko
- Kontinenzeinschätzung

- Schmerzeinschätzung
- Berichtsblatt
- Arztvisiteformular/Info an Arzt/Vordruck
- Wunderhebung
- Ärztliche Verordnungen
- Vitalwerte

2. Schritt, Erkennen von Ressourcen und Problemen, inkl. Ursachen, Symptomen (Pflegediagnosen)

- Erste Spalte der Pflegeplanung

3. Schritt, Festlegung der Ziele (Nahziele, Fernziele)

- Zweite Spalte der Pflegeplanung

4. Schritt, Planung der Pflegemaßnahmen/Pflegeinterventionen

- Dritte Spalte der Pflegeplanung

5. Schritt, Durchführung der Pflege und Betreuung

- Durchführungsnachweis/Leistungsnachweis
- Wundformular
- Trinkprotokoll
- Ernährungsprotokoll
- Bewegungs-/Lagerungsprotokoll
- Schmerzprotokoll
- Miktionsprotokoll
- Vitalwerte

6. Schritt, Ergebnis/Beurteilung/Evaluation der Wirksamkeit der Pflege und Betreuung

- Berichtsblatt
- Wunddokumentation
- Trinkprotokoll
- Ernährungsprotokoll
- Schmerzprotokoll
- Miktionsprotokoll
- Vitalwerte

Nicht alle Papiere sind verpflichtend, aber zum Teil durchaus sinnvoll und notwendig. Welche Dokumentation die beste ist, kann Ihnen niemand sagen. Natürlich wird jeder Hersteller von Dokumentationssystemen seine Variante als die beste anpreisen. Ich habe in meiner Tätigkeit sehr viele, auch EDV-gestützte Dokumentationen im Einsatz gesehen und kann nur sagen: Die beste Dokumentation ist die Eigenproduktion, die je nach Bedarf und speziell auf die Einrichtung bezogen erstellt wurde.

Was nutzt der Einrichtung ein Ferrari in der Garage, wenn ihn niemand fahren kann? Damit will ich zum Ausdruck bringen, dass die Anschaffung einer ausgeklügelten, teuren Dokumentation keineswegs das Dokumentieren verbessert oder erleichtert. Vor dem Autofahren steht der Erwerb des Führerscheins. Ohne Kenntnis des Autofahrens bleibt auch der tollste Ferrari bloß ein Sitzmöbel.

Wenn ein Mitarbeiter also den Pflegeprozess nicht begriffen hat, wenn er die Notwendigkeit und den Sinn der Dokumentation nicht versteht, wird er mit der teuersten Pflegedokumentation nicht zurechtkommen. Die Fehler, die er mit der »alten« Dokumentation gemacht hat, werden durch ein neues Dokumentationssystem allein nicht verhindert. Wer schon auf Papier nicht weiß, was er in den Pflegebericht eintragen soll oder wie die Pflegeplanung funktioniert, wird es durch das bloße Vorhandensein einer EDV-Dokumentation nicht lernen.

Mit Einführung des Strukturmodells haben Sie nun natürlich keinen sechsschrittigen Pflegeprozess mehr und bilden auch nicht mehr jeden Schritt ab. Es wird auf gesonderte Biografiebögen und Assessment genauso verzichtet wie auf die klassische Pflegeplanung.

Dafür gibt es nun SIS® und Maßnahmenplanung. Das bedeutet vielerorts aber nicht das Ende der Bürokratie, wie ich im Laufe dieses Buches noch darstellen werde.

Aber das Strukturmodell, landläufig häufig nur die »SIS®« genannt, ist keine Pflicht und wird auch keine.

2019 nun kam, zumindest für die vollstationäre Pflege, die interne Ergebniserfassung von Qualität hinzu. Die Qualitätsindikatoren (QI) bedeuten für jede Einrichtung Mehrarbeit. Für fast alle Heimbewohner müssen alle sechs Monate 98 Fragen zur Ergebniserfassung erhoben werden.

Wenn die Dokumentation hier nicht aktuell ist, das Begutachtungsinstrument nicht konsequent ausgefüllt, bedeutet das viel Arbeit. Wer auf Papier dokumentiert, kann auch hier gut vom AEDL-Schema abweichen und auf fünf Bereiche wechseln. Oder gar einen neuen Weg gehen und die sechs Module des Begutachtungsinstrumentes als Grundlage für seine Dokumentation nutzen.

2 MDK, Heimaufsicht etc. – Wem dient die Pflegedokumentation?

Die Anforderungen und Kriterien an die Dokumentation verlangen flexible Denkprozesse, und kaum jemand ist sich wirklich hundertprozentig sicher, wie und was für wen dokumentiert werden muss. Wenn Sie eine MDK-Prüfung hinter sich haben, mussten Sie in der Regel etwas an der Pflegedokumentation verändern. Diese Anpassung, Änderung oder Nachbesserung bedeutet aber nicht, dass die nächste Prüfung besser verläuft. Denn wenn zur nächsten Prüfung andere Prüfer kommen, haben diese auch eine andere Sicht auf die Dinge. Es kommt noch schlimmer: Selbst wenn der MDK-**Prüfer** bei der Qualitätsprüfung zufrieden ist, bedeutet das nicht, dass es auch der MDK-**Gutachter** bei der Einstufung ist. Einen Mitarbeiter der Heimaufsicht interessiert wiederum nicht, was den MDK zufriedenstellt, sondern er befolgt eigene Anforderungen.

Auch ein Leitungswechsel hat sofort Änderungen in den Anforderungen der Pflegedokumentation zur Folge. Was bisher nicht beanstandet wurde, wird auf einmal in der Pflegevisite kritisiert. Auch ein interner Qualitätsmanager hat seine eigenen Vorstellungen über das Führen der Akten. Wer sich dann noch freiwillig einer Zertifizierung unterzieht, erlebt weitere Anforderungen, die mitunter bis dato nicht gestellt wurden.

All diese Anforderungen summieren sich rasch zu einem gordischen Knoten, der den Alltag überaus beschwerlich macht. Zählen wir einmal die »ganz normalen« Anforderungen zusammen:

- Einer beharrt darauf, dass jeden Tag ein Eintrag in den Pflegebericht erfolgt.
- Ein Zweiter hält das für völlig übertrieben und findet es ausreichend, wenn einmal pro Woche etwas geschrieben wird.
- Ein Dritter verlangt, dass die Braden-Skala jeden Monat aufs Neue ausgefüllt wird.
- Ein Vierter sagt, bei nicht gefährdeten Pflegebedürftigen reicht es, die Braden-Skala erst wieder bei Änderungen der Pflegesituation neu auszufüllen.
- Ein Fünfter möchte die Pflegeplanung in der ersten Woche nach Aufnahme des Pflegebedürftigen geschrieben wissen.
- Ein Sechster findet drei Wochen für die Planung auch okay.
- Ein Siebter verlangt alle acht Wochen eine Auswertung der Pflegeplanung;
- Ein Achter möchte das nur alle zwölf Wochen erledigt sehen.
- Für einige muss die Auswertung für jede AEDL einzeln erfolgen; anderen reicht eine Zusammenfassung der aktuellen Pflegesituation.

Was machen Sie nun als eifrige Mitarbeiterin? Welcher Anforderung kommen Sie nach? Führen Sie für jeden »Herrn« eine andere Art der Dokumentation? Oder schauen Sie, wer gerade das Sagen hat und wählen den Mächtigsten? Das fragen sich nicht nur Sie, das fragen sich viele in der Pflege Tätige. Die Folgen wiegen schwer: Einrichtungen, Führungskräfte und Mitarbeiter, die jede neue Anforderung hinnehmen, werden sich immer wieder hin- und hergerissen fühlen. Sie sind im höchsten Maße verunsichert und diese Verunsicherung schlägt mitunter in Angst vor Prüfern und Prüfungen um; oder in das Gegenteil: Man nimmt gar nichts mehr ernst, weil man schon so viel erlebt hat und es sowieso niemandem recht machen kann.

Dabei ist die Lösung des gordischen Knotens einfach, so einfach wie ein Schwertstreich. Lernen Sie zu fragen »Wo steht das?«, wenn wieder mal jemand etwas fordert!

Wo steht geschrieben,

- was in den Pflegebericht eingetragen werden muss?
- wie oft ein Pflegebericht zu führen ist?
- bis wann eine Pflegeplanung nach Neuaufnahme zu erfolgen hat?
- wie oft eine Pflegeplanung zu evaluieren ist?
- wie oft welche Assessments (Dekubitusrisiko, Sturzrisiko, Ernährungsmanagement etc.) ausgefüllt werden müssen?
- wann welches Protokoll (z. B. Ernährung, Lagerung etc.) anzusetzen ist und wann es wieder abgesetzt werden kann?
- welche Papiere insgesamt benötigt werden?
- wie jedes einzelne Blatt auszufüllen ist?

Zu einigen dieser Fragen werden Sie tatsächlich Antworten finden: im MDK-Prüfbogen zur Prüfung der Qualität (Qualitätsprüfungs-Richtlinien); einige Heimaufsichtsbehörden (z. B. Baden-Württemberg) haben ebenfalls eigene Kriterien in einem eigenen Katalog zusammengestellt.

Aber: Vieles in der Pflegedokumentation ist gar nicht geregelt! Und das ist gut so! Das ist der Ausweg! Es kann nämlich gar nicht alles geregelt sein. Keine Einrichtung ist mit der anderen direkt vergleichbar. Das Einzige, was Sie tun müssen, ist den Pflegeprozess umzusetzen, mit welchen Mitteln auch immer. Es gibt sicherlich 100 verschiedene Pflegedokumentationssysteme in Deutschland. Jede Einrichtung ist frei in der Gestaltung und Handhabung ihrer Dokumentation.

Die Tatsache, dass nur wenige Anforderungen präzise schriftlich niedergelegt sind, sollte jeden von Ihnen ermutigen. Denn immer, wenn etwas nicht eindeutig geregelt ist, können Sie es so tun, wie es Ihnen praktikabel erscheint. Natürlich sollten Sie jede Entscheidung, ein Dokument so oder anders zu führen, auch fachlich vertreten können. Es ist nicht sinnvoll, einen Pflegebericht nur einmal im Monat zu führen, wenn der Pflegebedürftige täglich pflegerisch versorgt wird.

Info

Es ist fachlich nicht in Ordnung, die Pflegeplanung oder SIS® nur einmal im Jahr auf Aktualität zu überprüfen, denn es kann sich immer was ändern.

Doch Pflegeplanungen müssen gar nicht 13 Seiten und mehr umfassen. Warum gerade 13 Seiten? Weil viele Einrichtungen anhand der AEDL schreiben und für jede AEDL eine eigene Seite nutzen. Das ist übrigens bei EDV-gestützten Systemen nicht viel anders. Druckt man sich eine elektronisch erstellte Planung aus, hat man ähnlich viele Seiten wie bei einer handgeschriebenen Planung, teils sogar mehr. Das Wort »Pflegeplanung« hat in vielen Einrichtungen den Namen nicht mehr verdient, weil nicht die konkrete Pflege, sondern völlig abstrakte Handlungen geplant werden. Viele Pflegekräfte arbeiten in ihrer täglichen Praxis auch gar nicht nach der festgeschriebenen Planung. Sie schreiben eine Planung, damit sie geschrieben ist, aber sie arbeiten nicht danach. Stattdessen agieren sie, wie sie es gewohnt sind, wie es ihnen gezeigt wurde oder wie sie es für richtig halten.

Gestatten Sie mir eine kleine Frage zur Reflexion. Erkennen Sie am Aussehen eines Pflegebedürftigen, wer ihn heute gepflegt hat? Ja? Das bestätigt meine These: Es wird nicht nach Plan gepflegt, sondern so, wie es dem einzelnen Mitarbeiter am besten passt. Das ist nicht böse gemeint und soll auch keine Ohrfeige für die Pflegekräfte sein. Es ist lediglich eine Feststellung und ich denke, viele von Ihnen können sie bestätigen.

Hören Sie in Dienstgesprächen oder Teamsitzungen einmal aufmerksam zu. Da unterhalten sich Kollegen über die Versorgung eines Pflegebedürftigen und der eine sagt: »Ich mache dies so«, und der andere erwidert: »Ich mache das aber so.« Wer von beiden hat recht? Vielleicht keiner. Fakt ist allerdings, es gibt einen Leidtragenden: den Pflegebedürftigen, Ihren Kunden.

Wohl dem Pflegebedürftigen, der sich äußern kann. Der sagen kann, wie er es gern möchte. Der seine Bedürfnisse, Wünsche und Gewohnheiten äußern kann, der seine »Marotten« und Eigenheiten wie gewohnt weiterführen kann. Sie kennen sicher viele Pflegebedürftige, die Rituale haben. Einige tragen immer ihren Schal um den Hals. Bei anderen muss die Handtasche überallhin mit, auch zur Toilette, und im Bett liegt sie immer in der Ritze. Manche Pflegebedürftige möchte zur Nacht ihre Bettsöckchen oder ihr Bettjäckchen tragen. Einer trägt den Haarscheitel immer links; eine andere möchte die Haare zum sogenannten Dutt gesteckt wissen. Die nächste möchte ihr Gesicht nicht mit Seife und mit kaltem Wasser waschen. Diese Dinge sind wichtig für die Pflegebedürftigen, aber stehen diese Wünsche auch in ihrer Pflegeplanung? Nur mal nebenbei: Können Sie sich vorstellen, wie unangenehm es ist, wenn jemand Ihre Haare links scheitelt, obwohl Sie Ihr Leben lang den Scheitel rechts trugen?

Was aber ist mit den Menschen, die ihre Wünsche und Bedürfnisse nicht mehr im vollen Umfang äußern können? Was ist mit den demenziell erkrankten Menschen in Ihrer Obhut? Wie bekommen sie das Gesicht gewaschen, wie die Tagesfrisur gerichtet, welche Kleidung tragen sie? Ich selbst habe in der Versorgung dieser Klientel jahrelang Fehler begangen, auch bei meiner eigenen Oma. Als sie an Demenz erkrankte und pflegebedürftig wurde, haben wir ihr beim Waschen und Anziehen geholfen. Was haben wir ihr angezogen? Natürlich die hübschen Sachen, die sie im Schrank hatte und die sie sonst nie trug. Nicht die älteste Strickjacke und die abgetragenen Schuhe, sondern schöne Blusen und eine neue Strickjacke. Die Haare haben wir ihr ebenfalls hübsch gemacht. Was wir damit angerichtet haben, haben wir erst spät gemerkt: Oma hat sich in ihrem schönen Outfit kaum noch vom Fleck bewegt, sie hat nicht mehr im Haushalt umhergeräumt oder sie fing an, sich auszuziehen, mit und ohne Publikum. Zudem aß sie plötzlich nur noch im Stehen, weil sie ihre schöne Bluse nicht mit Essen bekleckern wollte. Wenn sie über den Tisch gebeugt stand, konnte ruhig mal etwas danebengehen, ohne dass es auf der guten Bluse landete. Hätten wir ihr die alten Sachen gelassen, hätte sie keine Auswege suchen müssen, um sauber zu bleiben. Sie hätte sich in ihrem Haushalt freier bewegt und sich nicht permanent wie ausgehfein gefühlt.

Pflegebedürftige, die ihre Wünsche, Bedürfnisse und Gewohnheiten nicht mehr äußern können, werden häufig so versorgt, wie die Pflegekraft es für richtig hält. Meine Darstellung erscheint Ihnen zu drastisch? Dann hier ein Beispiel. Steht in der Pflegeplanung bei der Kontrakturenprophylaxe nur »Durchbewegen der Gelenke«, was geschieht dann wohl jeden Tag hinter verschlossener Tür? Meinen Sie allen Ernstes, dass jeder Kollege das Gleiche tut? Nein, jeder macht das, was er für richtig hält und was ihm sinnvoll und möglich erscheint. Diese und andere Beispiele werde ich in der Folge noch aufzeigen. Oder die Kurzbeschreibung »Waschen am Waschbecken«. Denken Sie, dass jeder Mitarbeiter die gleiche Reihenfolge einhält? Einer beginnt mit Zähneputzen, der andere mit Gesicht waschen. Egal, denken Sie, Hauptsache gewaschen? Nein. Für den Menschen mit Demenz ist das nicht egal, er muss sich auf die Pflegekraft einstellen, statt umgekehrt.

Denken Sie jetzt bitte nicht, ich würde über die Qualität der Pflege herziehen. Ganz und gar nicht. Denn ich bin immer noch Überzeugungstäterin und in der Altenpflege tätig, weil ich daran glaube, dass wir alle grundsätzlich gute Arbeit leisten.

Warum wird also die (Maßnahmen-) Planung nicht gelesen? Warum glaubt jeder Mitarbeiter, dass er sein Bestes tut, obwohl er es anders tut als der Kollege vor oder nach ihm? Hier einige Erklärungsversuche:

- Weil wir Führungskräfte es den Mitarbeitern nie anders gezeigt haben.
- Weil wir es viele Jahre selbst nicht besser wussten.
- Weil Dokumentationshersteller uns suggerieren, dass viel Papier auch viel hilft.
- Weil Schulen immer noch »Schema F« lehren oder völlig losgelöst von der praktischen Notwendigkeit unterrichten.
- Weil uns von außen die wirklich neuen Impulse fehlen. Schließlich ist der Pflegeprozess über 50 Jahre alt, ohne dass er richtig funktioniert und die Modelle von Liliane Juchli, Monika Krohwinkel und anderen haben auch schon 30 bis 40 Jahre auf dem Buckel.
- Weil wir zu viel als gegeben und unabänderlich hinnehmen.
- Weil wir glauben, dass der MDK oder andere Prüfgremien es so wollen, ohne zu hinterfragen, wo das Geforderte steht.

2.1 Viel hilft nicht immer viel – zu viel Papier erhöht die Fehlerrate

Im Folgenden erkläre ich Ihnen, warum ich der Meinung bin, dass wir zu viel Papier (EDV-Masken) führen und dass viel Papier nicht immer die Lösung ist. Viele Papiere, die geführt werden, müssen auch von jemandem jederzeit zusammengehalten werden.

Ein standardisiertes einheitliches Pflegedokumentationssystem für die stationäre Altenpflege kann heutzutage so aussehen:

- SIS®-Stammblatt
- Pflegeanamnese ATL, AEDL
- Biografie-Bogen
- Pflegeprozessplanung
- Grundpflegenachweise FD, SD, ND
- Berichte
- Medikamente/Ärztliche Anordnungen
- Fragen an den Arzt/Vitalzeichenkontrolle
- Miktionsprotokoll
- Toilettentraining/Inkontinenzversorgung
- Trink-/Ernährungsplan und -protokoll
- Flüssigkeitsbilanz
- Nachweis Soziale Betreuung
- Risikoassessment
- Sturzrisikoeinschätzung
- Ernährungsstatus
- Indikatoren zur Dekubitusgefährdung

Das sind mindestens 18 Basisvordrucke. Je nachdem wie viele Nebenprotokolle geführt werden, sind es bereits über 20 Formulare und wenn die Pflegeprozessplanung dann noch 13 Seiten umfasst, ist die Dokumentation fast so umfangreich wie ein Gesangbuch.

Wer soll diesen dicken Wälzer handhaben? Sollen Pflegekräfte in der täglichen Arbeit tatsächlich all diese Papiere bei allen Kunden gleichermaßen beherrschen? Funktioniert der Pflegeprozess dann noch? Nein, das tut er nicht. Es werden Informationen gesammelt »auf Teufel komm raus«, oftmals ohne erkennbaren Nutzen. Kaum ein Mitarbeiter blickt da noch durch und kann die Fäden zusammenhalten.

Es ist Alltag in deutschen Pflegeeinrichtungen, dass für jeden neuen Pflegebedürftigen eine umfassende Informationssammlung erhoben wird. Da wird nicht nur der Anamnesebogen ausgefüllt, der Kunde soll auch biografische Daten preisgeben. Er wird gewogen, sein Ernährungsstatus erhoben, seine Risiken anhand diverser Bögen eingeschätzt. Es wird unnotig viel erhoben, beschrieben und dokumentiert. Was geschieht aber mit all den Informationen? Fließen sie tatsächlich in den Pflegeprozess mit ein? Werden alle erhobenen Daten in die Prozessplanung übernommen? Meine Erfahrung beweist, dass viele der gesammelten Informationen um ihrer selbst willen erhoben werden. Die Umsetzung aber unterbleibt.

- Ich lese Pflegeplanungen, in denen sich nicht ein einziges Wort zur Biografie findet. Trotzdem findet sich anderswo eine zweiseitige Biografie.
- Wozu füllt man DIN A 3 große Anamnesebögen aus, obwohl man das Gleiche kurze Zeit später noch einmal in die Pflegeplanung aufnimmt?
- Ich lese Pflegeberichte oder Auswertungen von Pflegeplanungen, in denen sich kein Hinweis auf einen Gewichtsverlust findet, der sich seit Monaten latent im Vitalzeichenblatt wiederfindet. Wozu wiegt man, wenn man aus dem Gewichtsverlauf keine Maßnahmen ableitet?
- Es werden Sturzrisikoeinschätzungen durchgeführt, teils jeden Monat wieder. Was geschieht mit diesen Informationen? Wird alles als Problem in die Pflegeplanung geschrieben oder kann ein Mensch auch Defizite haben, ohne damit ein Pflegeproblem zu haben? Ist jemand, der sein rechtes Bein nachzieht, automatisch sturzgefährdet? Kann es nicht auch sein, dass er trotz seines Humpelns allein und selbstständig geht, also Ressourcen hat?
- Ich kenne Schmerzerfassungen, die werden jeden Monat ausgefüllt. Und das, obwohl der Pflegebedürftige dank seiner Analgetika gar keine Schmerzen äußert. Und wenn der Pflegebedürftige mal Schmerzen äußert, werden diese lapidar im Bericht vermerkt (»hat Schmerzen, erhielt

Bedarfsmedikation«). Keine Auswertung der Situation, wo, wann und wie schlimm die Schmerzen waren und welche nicht medikamentösen Maßnahmen möglicherweise ergriffen wurden. Die umfassende Schmerzerfassung wird nicht herangezogen, die ist nämlich erst nächsten Monat wieder dran...

Kommen Ihnen diese und weitere Beispiele bekannt vor, dann sind auch Sie Opfer der Dokumentationsflut. Der Pflegeprozess funktioniert aber so nicht. Mit Einführung des Strukturmodells werden im Allgemeinen keine Assessments mehr geführt. Dennoch bedeutet dieses Vorgehen nicht automatisch eine Entbürokratisierung. Ich kenne einige, auch große Träger, die mit Einführung des Strukturmodells erst einmal ihr Qualitätsmanagement auf- statt abgerüstet haben.

Da werden Verfahrensanleitungen für einfachste Dinge wie Rollstuhlnutzung, Betten beziehen etc. produziert. Der Grund: Mit Einführung des Strukturmodells sollen in den Berichteblättern nur »noch Abweichungen von den Maßnahmen zur Grundpflege und Betreuung«[2] dokumentiert werden. Nicht nur, dass Berichteblätter mit vielen Verweisen auf Verfahrensanleitungen schlecht zu lesen sind, sie sind auch oft übertrieben aufgebläht. D.h. das, was man an Asssessments »gespart« hat, wird an anderer Stelle wieder »aufgeholt«.

2 Vgl. https://www.ein-step.de/haeufige-fragen/ [Zugriff am 2. 12. 2019]

3 Jeder Schritt im Pflegeprozess will überlegt sein

Die Schritte des Pflegeprozesses bauen aufeinander auf, sie müssen aus einem Guss sein, damit der Prozess stimmig ist. In der Praxis hakt es aber an vielen Stellen. Die gesammelten Informationen werden nicht in die Problem- oder Ressourcendarstellung übernommen. Das ist bereits der erste Fehler und dass schon bei Schritt 1 zu Schritt 2 des Prozesses. Dann werden Ziele gesteckt, die bei den vorhandenen Problemen unrealistisch sind. Oder die Ziele passen nicht zu den Maßnahmen, die geplant werden. Dann werden Maßnahmen geplant, die so nicht durchgeführt werden. Teilweise wird manchmal mehr geplant als nachher durchgeführt und abgezeichnet wird. In anderen Fällen, meist bei den Prophylaxen, wird viel mehr abgezeichnet, als geplant wurde. Und schließlich der sechste und letzte Schritt, die Evaluation. Diese steht oft mit keinem anderen Prozessschritt in Verbindung. Dabei ist die Ergebnisdarstellung das Herzstück einer jeden Pflegeplanung.

3.1 Wir sind Weltmeister der Informationssammlung

In Pflegeeinrichtungen, ambulant wie stationär, werden zahllose Informationen erhoben. Aber wie so oft werden aus den gesammelten Informationen keine Rückschlüsse gezogen. Es wird nichts abgeleitet, die Informationen werden nicht mit in die Pflegeplanung übernommen.

Es beginnt bereits mit der Erhebung der Anamnese. Dort werden Vorlieben oder Gewohnheiten aufgenommen, die sich in der Planung später nicht wiederfinden. Es werden Ressourcen erkannt, aus denen später in der Planung kein Kapital geschlagen wird, auch und gerade im Bereich der Ermittlung des Sturzrisikos. Es werden aufwändige und detaillierte Biografiebögen ausgefüllt, Kunden und deren Angehörige ausgefragt. Oder sie werden gebeten, die Informationen gleich selbst einzutragen und erhalten einen separaten Bogen. Neben diesem Bogen für die Angehörigen füllen die Pflegekräfte dann aber auch noch brav eigene Bögen aus. Was geschieht mit all den Informationen aus dem Leben dieses Pflegebedürftigen? Wozu müssen Sie im ambulanten Dienst bei einem Kunden, der einmal pro Woche eine Dusche bestellt, wissen, wo er geboren ist, seit wann er verwitwet ist und welchen Beruf er ausübte? Sicher ist das Leben anderer interessant, sonst gäbe es keine Biografien, die sich als Bestseller verkaufen. Aber was geschieht mit den teils doppelseitig in Erfahrung gebrachten, höchst persönlichen Daten dieser Menschen? Ich schätze, zu 90 Prozent nichts, denn nach meiner Einschätzung werden nur etwa 10 Prozent der Daten überhaupt als pflegerelevant in der täglichen Pflege eingesetzt und in der Pflegeplanung weiterverarbeitet.

Es werden Assessments geführt, aber das Ergebnis findet sich in der Pflegeplanung nicht wieder. Es werden beim Ausfüllen der Braden-Skala hier und da Punkte abgezogen, bspw. bei der Rubrik Feuchtigkeit. Aber wieso und warum diese Punkte bei diesem Kunden abgezogen werden, wird in der Planung nicht erläutert, dort steht dann lediglich »ist inkontinent«. Oder es gibt einen Punktverlust bei der Überschrift »Aktivität«, aber auch hier fehlt die individuelle Auswirkung in der Planung. In der Pflegeplanung findet sich, wenn überhaupt, nur den Hinweis, dass der Mensch bewegungseingeschränkt ist, nicht aber wie, wo und warum.

Es wird anhand intrinsischer und extrinsischer Faktoren eine Sturzrisikoeinschätzung vorgenommen. Die Einschätzung wird mitunter monatlich wiederholt, aber die Informationen werden in der Planung nicht individuell dargestellt, sondern es wird nur »sturzgefährdet« als Problem eingetragen, und das unabhängig davon, wie viele einzelne intrinsische und extrinsische Faktoren bei der Risikoermittlung festgestellt wurden.

Es werden Assessments zur Ernährung durchgeführt, bei denen Faktoren beleuchtet und eine Einschätzung zur Mangelernährung vorgenommen werden. Dennoch finden sich, trotz aufwändigem Instrument, keine Hinweise oder Rückschlüsse daraus in der Pflegeplanung. Wie der Ernährungszustand bei Aufnahme des Kunden war, wie dieser sich in letzter Zeit entwickelte und warum, wird nirgendwo beschrieben.

Es wird jeden Monat aufs Neue das Gewicht eines Kunden ermittelt und womöglich sogar der BMI errechnet. Sieht man sich dann die Gewichtsverläufe an, so kann man in einem Verlauf immer etwas erkennen. Aber diese Erkenntnis findet sich nicht in der Pflegeplanung/SIS® oder der Auswertung. Weder ob der Kunde ab- oder zugenommen hat und wenn ja, warum. Oder ob das Gewicht stabil geblieben ist.

Es werden Schmerzeinschätzungen mit mehr oder minder umfangreichen Systemen vorgenommen. Diese Einschätzungen und Protokolle werden sogar in bestimmten Intervallen wiederholt, aber die Erkenntnisse und Informationen aus diesen Einschätzungen finden sich in der Pflegeplanung nicht wieder. Dort steht häufig nur, dass jemand unter chronischen Schmerzen leidet. Es fehlen aber Hinweise darauf, seit wann, wie und wo diese Schmerzen auftreten und vor allem, wie sie sich im Alltag auswirken und wie der Kunde darunter leidet. In der Auswertung wiederum wird kein Bezug auf die Schmerzentwicklung genommen, ob andere Methoden des Umgangs mit dem Thema oder Medikamente hier Abhilfe schaffen konnten, wird nicht erwähnt.

Es werden akribische Wunddokumentationen geführt. In der Regel mindestens einmal pro Woche beschreibt man die bestehende Wunde von allen Seiten und in deren Beschaffenheit. Aber wo bleibt das Fazit? Wo ist die Entwicklung unter der aktuellen Behandlungsmethode ersichtlich? Und vor allem, wo ist erkennbar, wie es dem Kunden mit dieser Wunde geht, wie und wo er in seinem Pflegealltag dadurch gehandicapt ist?

Schaut man sich die Pflegedokumentationspapiere an, so sind rund 80 Prozent der Papiere reine Informationsblätter oder ein Mix aus Information und Evaluation. Und diese werden nicht zusammengeführt. Aus der Vielzahl loser Enden wird kein handlungsleitendes Seil für die Versorgung dieses einen Kunden geknüpft. Grafisch dargestellt sieht man die Ausmaße dieser

Informationsflut (▶ Abb. 2). Im Pflegealltag erlebe ich häufig das Gleiche: Der Pflegeprozess beginnt mit mehr als einem Dutzend Vordrucke. Und wenn die Informationen alle gesammelt sind, geht es nicht weiter. Der Prozess kommt ins Stocken.

Einige Einrichtungen, die auf das Strukturmodell umgestellt haben, meinen, eine A 3-Seite für die Informationssammlung reiche nicht aus. Und so fragen sie nach einer Erweiterung der Zeilenbegrenzung oder nehmen einfach einen zweiten SIS®-Bogen. Trotz Entbürokratisierung ist das Sammeln von Daten offenbar unser »liebstes Kind«.

3.2 Der Prozess beginnt mit der Informationssammlung

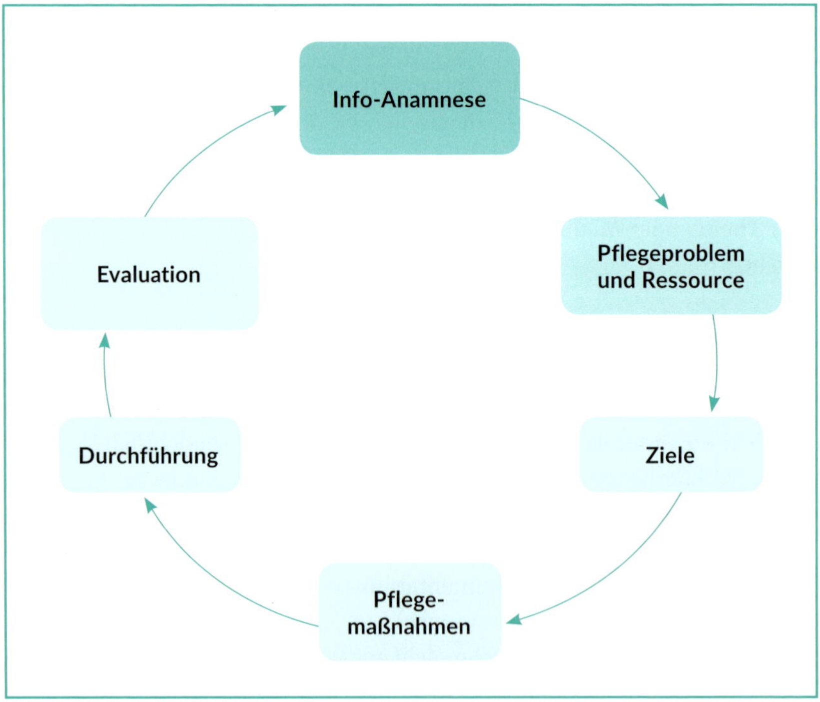

Abb. 2: Die Informationssammlung.

Der Pflegeproblemlösungsprozess nach Fiechter und Meier macht deutlich, dass mit den Informationen gearbeitet werden muss. Entweder ergibt sich daraus eine Ressource – dann hält man sich heraus aus dem Pflegeproblemlösungsprozess – oder die gesammelten Informationen ergeben, dass ein pflegerisches Problem vorliegt, dann muss der Prozess weitergeführt werden.

3.3 Pflegekräfte als Erfinder von Problemen

Es werden mehr Informationen gesammelt, als verarbeitet werden, das habe ich im vorangegangenen Abschnitt dargestellt. Wie geht es nun weiter mit dem zweiten Schritt im Pflegeprozess, der Darstellung der Pflegeprobleme in der Pflegeplanung?

Leider ist der Umgang mit den Informationen nicht viel besser als der Umgang mit dem Thema Pflegeproblem. Viele Pflegekräfte sitzen vor dieser Spalte und fragen sich: »Was ist nun das Problem?« Manchmal erkennen sie, dass da zwar kein Problem ist, aber sie trauen sich nicht, eine Spalte in der Pflegeplanung einfach leer zu lassen. Unter dem Druck, in die Problemspalte etwas eintragen zu müssen, füllen sie die Spalte nach bestem Wissen, aber eben nicht immer sinnvoll. Andere Pflegekräfte wissen nicht so recht, wessen Problem es eigentlich ist, und folglich sind sie unsicher, wie sie es beschreiben sollen.

Ich stelle immer wieder fest, dass Mitarbeiter Probleme nur aus ihrer Sicht beschreiben. Das ist aber oft lediglich eine Feststellung. Hier einige Beispiele, wie schnell Defizite mit Problemen verwechselt werden:

- ... ist blind
- ... ist schwerhörig
- ... ist auf Brille angewiesen
- ... ist gehbehindert
- ... ist bettlägerig
- ... ist beinamputiert
- ... ist übergewichtig
- ... ist untergewichtig

- ... ist sturzgefährdet
- ... ist inkontinent
- ... ist insulinpflichtiger Diabetiker
- ... hat niedrigen Blutdruck
- ... hat einen Dekubitus
- ... hat eine Wunde
- ... leidet unter Schmerzen
- ... nimmt nicht an Veranstaltungen teil

Diese Begriffe sind reine Feststellungen, pure Information, und geben keinen Hinweis auf ein evtl. bestehendes pflegerisches Problem. Wer diese Begriffe als Problem aufführt, wird Mühe haben, eine Lösung zu finden. Oder wie lösen Sie das »Problem«, dass jemand blind, dick, dünn, inkontinent ist oder an Diabetes leidet?

Die Informationen, die im Pflegeprozess zum ersten Schritt, der Informationssammlung, gehören, sind weder ein Problem noch eine Ressource. Wenn die aufgeführten Begriffe in den zweiten Schritt mitgenommen werden, bleiben sie eine Information. Sie werden auch in der Spalte »Probleme und Ressourcen« als Information mitgeführt. Denn es sind Tatsachen und Feststellungen, die Ursachen für Probleme sein können. Aber sie müssen nicht immer ein Problem begründen. Es kann auch sein, dass diese Defizite keine Probleme auslösen und der Pflegebedürftige **nur** Ressourcen in diesem Bereich hat.

Diese Beispiele (▶ Abb. 3) zeigen, dass nicht jede Information ein Pflegeproblem ist. Die Information kann auch als Begründung oder Bestätigung in eine Ressourcenbeschreibung einfließen. Muss man eigentlich planen, wenn es nur Ressourcen gibt? Das fragen sich sicher insbesondere Mitarbeiter von ambulanten Diensten. Die Antwort ist klar und eindeutig: Ja, man sollte dennoch planen. Die Informationen müssen ja an irgendeiner Stelle in den Pflegeprozess einfließen. Sie können nicht einfach nur feststellen, dass jemand humpelt. Sie müssen auch schauen, wie er damit umgeht oder was daraus resultiert. Es genügt nicht zu erkennen, dass jemand schwerhörig ist. Sie müssen auch beschreiben, wie der Kunde damit umgeht. Es kann nicht genügen zu wissen, dass jemand inkontinent ist. Die Gesamt-

ist blind	**Problem:** Aufgrund von Blindheit findet sie sich im Haus nicht zurecht
hat Bluthochdruck	**Problem:** Bei geringster Belastung wird er kurzatmig und bekommt einen roten Kopf
ist inkontinent	**Problem:** Sie nässt aufgrund Inkontinenz unkontrolliert ein und kann ihr Inkomaterial nicht selbst wechseln
ist übergewichtig	**Problem:** Sie kann sich aufgrund ihrer Leibesfülle nicht mehr zum Schuhe anziehen bücken
ist kachektisch	**Problem:** Aufgrund ihres enormen Untergewichts kann sie ihr Gewicht kaum halten und schafft es nicht mehr zu gehen
ist schwerhörig	**Problem:** Sie kann nicht hören, akzeptiert ihre Hörgeräte nicht, schimpft, wenn sie nichts versteht…
ist sturzgefährdet	**Problem:** Sie geht im Zimmer nur mit Hauslatschen, hat darin keinen Halt und rutscht aus

Abb. 3: Ausgewählte Beispiele in der Gegenüberstellung.

umstände müssen erkennbar sein. Schließlich sind wir es als Pflegekräfte, die den Menschen ganzheitlich betrachten. Es wäre traurig für unseren Berufsstand, wenn wir lediglich Defizite feststellen.

Das Gute an der ressourcenorientierten Betrachtung ist auch, dass Sie als Pflegekraft weniger Verantwortung tragen. Wenn ein Pflegebedürftiger selbstständig zur Toilette geht, kann er dort auch stürzen oder einen Ileus erleiden. Alles, was ein Mensch selbstständig regelt, kann im Allgemeinen keinem Dritten zur Last gelegt werden. Es sei denn, der Beratungsansatz der professionell Pflegenden ist nicht erkennbar. Das ist die Pflicht einer jeden Pflegeeinrichtung (▶ Kap. 6).

3.4 Die Maßnahmen passen nicht zum Problem oder zu den Zielen in der AEDL-Planung

Im letzten Absatz habe ich deutlich gemacht, dass Probleme oft erfunden werden, nicht individuell oder nicht korrekt aufgeführt werden. Doch der Pflegeprozess klemmt auch beim dritten Schritt: Die Ziele passen nicht zu den geplanten Maßnahmen.

Problem: Es werden Ziele gesteckt, die mit den infrage kommenden Maßnahmen oder dem zugrunde liegenden Problem gar nicht erreicht werden können.

3.4.1 Die Sache mit der Trinkmenge

Problem:	Trinkt zu wenig
Ziel:	Trinkt ausreichend
Maßnahme:	Öfter zu trinken anbieten

Wenn jemand zu wenig trinkt, wäre als Erstes wichtig, die Ursache zu ergründen und dann zu prüfen, ob die Trinkmenge tatsächlich zu gering ist und aus wessen Sicht. Zur Ursache: Wenn jemand kein Durstgefühl hat, muss man anders mit ihm umgehen, als wenn er das Trinken vergisst. Wenn jemand Angst hat, nachts auf die Toilette zu müssen und deshalb nach

16:00 Uhr nichts mehr trinkt, verlangt dies wiederum eine andere Vorgehensweise. Das Ziel »trinkt ausreichend« ist in allen drei Fällen wohl eher nicht erreichbar. Ganz abgesehen davon, dass jeder etwas anderes unter »ausreichend« versteht.

Bessere Planung (stationär)

Ressource:	Trinkt morgens gern süßen Kaffee mit Milch. Sagt, wenn sie nichts mehr möchte. Trinkt aus Tasse/Glas ohne Tülle.
Problem:	Trinkt im Schnitt nur 800 ml am Tag. Sagt, sie kann nicht so viel trinken, sonst wird ihr übel.
Ziel:	Angestrebte Trinkmenge 1000 ml/Tag
Maßnahme:	Bei jedem pflegerischen Kontakt auf das Getränk hinweisen. Ihren Lieblingssaft (Kirsche) immer wieder mit und ohne Wasser anbieten.

Bessere Planung (ambulant)

Ressource:	Trinkt morgens gern süßen Kaffee mit Milch. Sagt, wenn sie nichts mehr möchte. Trinkt aus Tasse/Glas ohne Tülle. Tochter besorgt den Lieblingssaft (Kirsche). Tochter ist informiert, dass sie ihrer Mutter immer etwas anbietet, damit sie möglichst mehr als 1000 ml/Tag trinkt.
Problem:	Trinkt im Schnitt nach eigenen Angaben nur 800 ml am Tag. Sagt, sie kann nicht so viel trinken, sonst wird ihr übel.
Ziel:	Trinkt morgens zur Versorgung 1 Tasse Kaffee und 1 Glas Saft/Wasser
Maßnahme:	Bei der Versorgung auf Getränk hinweisen. Beim Gehen daran erinnern, immer ein gefülltes Glas vor sich zu haben.

3.4.2 Dekubitusgefährdung

Problem:	Dekubitusgefährdet
Ziel:	Kein Dekubitus
Maßnahme:	Lagern morgens beim Pflegeeinsatz

Dieses Beispiel stammt aus dem ambulanten Bereich. Klar ist, dass man nur lagern kann, wenn man im Haushalt zugegen ist, also morgens beim Pflegeeinsatz. Aber wird dadurch ein Dekubitus vermieden? Reicht es, einmal am Tag zu lagern? Sicher nicht. Hier fehlen weitere Maßnahmen, z. B. Hautpflege etc. Es fehlt das Wichtigste im ambulanten Bereich: die Ressource! Das wäre hier eine im Haushalt befindliche Pflegeperson, die weitere prophylaktische Maßnahmen ergreifen kann.

3.4.3 Übergewicht

Problem:	Ist übergewichtig
Ziel:	BMI im Normbereich
Maßnahme:	Drei Haupt-, zwei Zwischenmahlzeiten, Beratung

Sieht man sich dieses Beispiel aus einer stationären Pflegeeinrichtung an, fragt man sich, wie jemand mit fünf Mahlzeiten am Tag sein vermeintliches Problem »Übergewicht« lösen soll. Die weitere Frage ist auch, wie man in den Normbereich des BMI kommen will. Ist das ein Ziel, das der Pflegebedürftige will, dann muss das Problem auch so dargestellt werden. Sollte die Gewichtsreduktion das Ziel sein, müssen die Maßnahmen angepasst werden. Es bleibt grundsätzlich die Frage, ob das »Problem« überhaupt eines ist und wenn ja, für wen.

3

Besser

Ressource:	Sagt, sie habe immer schon gern gegessen. Hat seit etwa 10 Jahren das gleiche Gewicht. Weiß, dass sie übergewichtig ist, sieht aber keine Notwendigkeit, dies zu ändern. Sie sagt, sie ist alt und nimmt die Nebenwirkungen gern in Kauf.

Hier folgen keine Maßnahmen, keine Probleme und keine Ziele. Denn die Dame hat schlicht kein Problem.

Oder:

Ressource:	Weiß, dass sie übergewichtig ist und sich dadurch immer weniger bewegen kann. Ist bereit, auf bestimmte Lebensmittel zu verzichten, möchte nicht zunehmen.
Problem:	Kann ihr Übergewicht nicht ohne Hilfe reduzieren. Fühlt sich mit ihrem derzeitigen Gewicht von 105 Kilo nicht wohl.
Ziel:	Gewichtsreduktion jeden Monat um 1,5 Kilo Bis 31.12. Reduktion um 7 Kilo
Maßnahme:	Morgens eine Scheibe Grau-/Vollkornbrot mit Magerquark und Marmelade oder Honig Zwischenmahlzeit: Joghurt oder Obst (keine Banane und Traube) Mittagessen (Schonkost): eine normale Portion Zwischenmahlzeit: Joghurt oder Obst (keine Banane und Traube) Abendessen: Rohkostteller oder Suppe und als Nachtisch ein Joghurt oder Obst (keine Banane und Traube) Spätmahlzeit: bei Hunger Buttermilch oder Joghurt

3.4.4 Inkontinenz

Problem:	Ist inkontinent
Ziel:	Intakte Haut
Maßnahme:	Toilettengang und Inkontinenzmaterial wechseln

Dieses Beispiel zeigt ebenfalls sehr deutlich die unzusammenhängende Darstellung von Problemen, Zielen und Maßnahmen. Die Maßnahme ist nicht geeignet, dem vermeintlichen Problem zu begegnen. Man löst das Problem

»Inkontinenz« nicht durch dem Wechsel der Produkte und auch nicht durch das Aufsuchen der Toilette. Durch den Wechsel eines Inkontinenzprodukts allein erreicht man das Ziel »intakte Haut« nicht. Zudem ist das Problem falsch definiert (▸ Kap. 3.3).

Bessere Planung (stationär)

Ressource:	Bemerkt, wenn er nass ist, steht dann auf und sucht die Nähe von Pflegekräften. Geht bereitwillig mit zur Toilette. Hat selten die komplette Wäsche nass. Hat Stuhlgang ohne Abführmittel.
Problem:	Bemerkt Urin-/Stuhlausscheidung zu spät und kann seine Inkontinenzprodukte nicht selbst wechseln.
Ziel:	Scheidet auf der Toilette aus. Alle drei Tage Stuhlgang.
Maßnahme:	Immer wenn Herr P. die Nähe zur Pflegekraft sucht, auf die Toilette hinweisen. Zudem routinemäßig: Morgens nach dem Aufstehen, nach der Zwischenmahlzeit, vor dem Mittagsschlaf, nach dem Nachmittagskaffee, nach dem Abendessen und vor dem Zubettgehen zur Toilette begleiten, dabei wenn nötig Inkontinenzprodukt-Wechsel (Produkt xy). Nachts nicht wecken, sondern schauen, ob er wach ist und dann evtl. auf die Toilette begleiten, dabei wenn nötig IKP-Wechsel (Produkt xy).

Bessere Planung (ambulant)

Ressource:	Die Ehefrau bringt ihren Mann tagsüber zur Toilette. Sie ist darüber informiert, dass sie nachts keine geschlossenen Systeme verwenden sollte, möchte aber ungern darauf verzichten. Nach Angabe der Ehefrau hat Herr P. fast jeden Tag Stuhlgang ohne Abführmittel.
Problem:	Herr P. bemerkt Harn- und Stuhldrang nicht mehr. Er weiß mit dem Inkontinenzprodukt nichts anzufangen und kann es nicht wechseln.
Ziel:	Ehefrau verzichtet in der Nacht auf geschlossene Systeme. Herr P. hat weiterhin täglich Stuhlgang. Haut ist intakt.
Maßnahmen:	Morgens nach der Grundpflege Wechseln des Inkontinenzprodukts. Wenn die Ehefrau bei der Pflege anwesend ist, zeigen, wie sie das offene System am besten anlegen kann.

3.5 Die Maßnahmen passen nicht zur SIS®

Wie in der AEDL-Planung auch, so finden sich zwischen der Ablauf-Maßnahmenplanung Diskrepanzen zur SIS®. Die Probleme und Maßnahmen sind stets wie eine Waage, stehen also im ausgeglichenen Verhältnis. Was Sie auf der einen Seite einstellen, muss auf der anderen Seite sein Gegengewicht finden. 3

3.5.1 Sturzgefährdung

SIS®: »kann schlecht laufen, ist sturzgefährdet«
Maßnahmen: »Hilfsmittel in Reichweite, auf festes Schuhwerk achten, Stolperfallen entfernen«

Wenn Sie Probleme und Maßnahmen auf die Waage legen, müsste die Formulierung auch austariert sein (▶ Abb. 4).

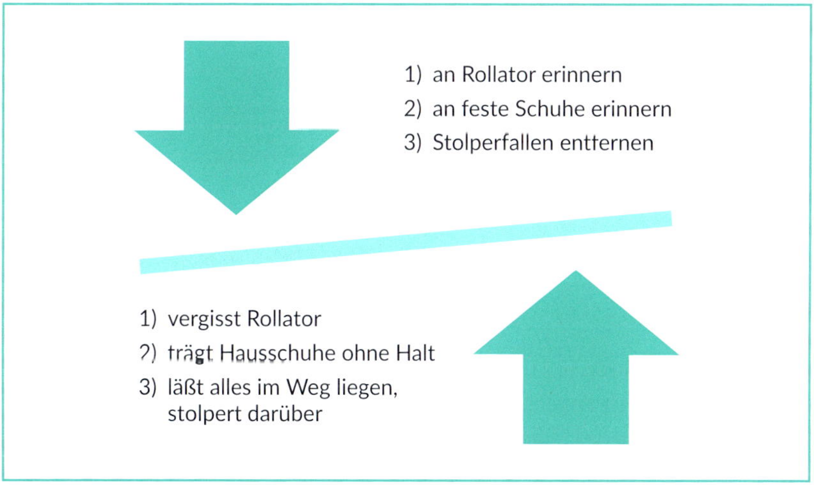

Abb. 4: Probleme und Maßnahmen halten sich die Waage.

3.5.2 Schmerzen

In Themenfeld 3 stehen oft nur die Erkrankungen oder Schmerzen eines Klienten. In den Maßnahmen fehlen dann aber pflegerische Handlungen. Stattdessen werden nur medizinische Anordnungen aufgezählt.
Besser wäre es, im Themenfeld 3 die Einschränkungen, die sich aus der Erkrankung oder den Schmerzen ergeben, zu benennen. Denn gegen die Auswirkungen kann man oft pflegerisch handeln und nicht nur medizinisch.

3.6 Die Maßnahmen werden verkürzt und nur aufgezählt

Das stupide Aneinanderreihen von Maßnahmen, ungeachtet der Problemstellung und der Ressourcen, erlebe ich häufig. Das gilt beim klassischen AEDL-Modell wie auch im Strukturmodell. Beim Strukturmodell fallen nur die Ziele weg, ansonsten gelten die Beispiele ungeachtet der angewendeten Modelle:

3.6.1 Sturzgefährdung

Ressource:	Geht im Zimmer selbstständig ohne Hilfsmittel.
Problem:	Braucht außerhalb den Rollator, vergisst ihn manchmal.
Maßnahme:	Auf festes Schuhwerk achten, Stolperfallen entfernen, gute Beleuchtung

Was haben die festen Schuhe, die vermeintlichen Stolperfallen und die Beleuchtung mit dem angeblichen Problem zu tun? Warum ist das überhaupt ein Problem? Warum macht man eine Sturzprophylaxe bei einem Menschen, bei dem gar keine Sturzgefahr benannt wurde? Wieso belässt man es nicht einfach bei der Ressource und ergänzt diese durch die Information, dass der Kunde auch außerhalb der Wohnung nicht immer mit dem Rollator läuft, aber bisher nicht gestürzt ist, sondern gut allein zurechtkommt oder Hilfe anfordert, wenn er welche benötigt?

Bessere Planung (ambulant)

Ressource:	Zieht zwar das rechte Bein nach (Autounfall 1991), kann aber in der Küche ohne Hilfsmittel gehen, indem sie sich an Möbelstücken festhält. Legt viel Wert auf Unabhängigkeit und Selbstständigkeit. Ist es gewohnt, auf sich gestellt zu sein und lässt sich nicht gern reinreden. Trägt immer feste Halbschuhe, auch innerhalb der Wohnung.
Problem:	Nutzt innerhalb der Wohnung ihren Rollator selten. Der Weg vom Schlafzimmer ins Bad und zur Küche ist jedoch zu weit. Sie ist bereits mehrfach im überbreiten Flur gefallen, weil sie keinen Halt fand.
Ziel:	Nutzt den Rollator auf dem Weg vom Schlafzimmer ins Bad und zurück.
Maßnahme:	Morgens an Rollator erinnern und versuchen, mit ihr zusammen mit Rollator ins Bad zu gehen.

Bessere Planung (stationär)

Ressource:	Läuft im Zimmer am liebsten mit ihren Hausschuhen, ist es von zuhause so gewohnt. Nutzt den Rollator außerhalb des Zimmers. Läuft im Haus und auch außer Haus selbstständig. Schätzt dabei ihre Fähigkeiten richtig ein. Klingelt oder holt Hilfe, wenn sie welche benötigt. Tochter wurde gebeten, feste Hausschuhe zu besorgen.
Problem:	Hat in ihren Lieblingshausschuhen wenig Halt, ist deshalb mal im Zimmer gefallen. Hat viele persönliche Gegenstände im Zimmer, es ist relativ voll, Stolperfallen sind vorhanden.
Ziele:	Hält den Weg vom Bett zur Toilette und Wohnungstür frei. Trägt auch im Zimmer feste Schuhe, wenigstens Hauschuhe, die Halt bieten. Nutzt weiterhin ihren Rollator.
Maßnahmen:	Morgens erinnern, dass feste Schuhe sichereren Halt bieten als die Hausschuhe. Bei jedem Besuch darauf achten, ob die Wege zur Toilette, zum Bett und zur Zimmertür frei zugänglich sind. Hilfe beim Aufräumen anbieten.

3.6.2 Kommunikation

Ressource:	Kann sich mitteilen, kann zeigen, wenn ihr etwas nicht gefällt
Problem:	Spricht leise, oft unverständlich
Maßnahme:	Einfache Sätze sprechen, die mit »Ja« oder »Nein« zu beantworten sind

Wieso helfen einfache Sätze, wenn die Pflegebedürftige leise und unverständlich spricht? Wieso ist es ein Problem, wenn jemand leise spricht? Wieso belässt man es nicht einfach bei der Ressource, dass die Dame zwar leise, manchmal auch unverständlich, spricht, aber durchaus ihre Wünsche mitteilen kann und auf Nachfragen Antwort gibt?

Besser

Ressource:	Spricht zwar oft leise, teils auch unverständlich, weil sie bei langen Sätzen nur noch haucht, kann aber ihre Wünsche mitteilen. Wenn man sie bittet, das Gesagte zu wiederholen, dauert es ein bisschen, aber sie kommt der Bitte nach und wiederholt ihre Aussage so lange, bis sie verstanden wurde.

Hier bedarf es keiner Problemdarstellung, Ziele und Maßnahmen.

Bessere Planung

Ressource:	Kann durch ihren Gesichtsausdruck sehr klar zeigen, was ihr gefällt oder missfällt. Sie bekommt große strahlende Augen, wenn sie sich freut und zieht die Stirn in Falten oder schließt die Augen, wenn sie etwas missbilligt. Zudem kann sie mitunter durch Nicken eindeutig ein Ja signalisieren. Reagiert sehr positiv auf Gespräche rund um die erfolgreiche Familiengeschichte (Vater war »Möbelgigant«, Sohn ist Oberstudienrat – siehe Biografie).
Problem:	Ist nach einem Schlaganfall 2006 nicht mehr in der Lage, sich verbal mitzuteilen. Darunter leidet sie offensichtlich, denn sie zeigt oft auf ihren Mund, winkt dann ab und kämpft mit den Tränen.

Ziel:	Bei jedem Pflegekontakt die Augen einmal »zum Strahlen« bringen.
Maßnahmen:	Erfüllen der erkennbaren Wünsche bei der Pflege. Einfache Fragen stellen, die sie mit Nicken etc. »beantworten« kann. Gespräche über den Sohn oder die gesellschaftliche Stellung der Familie führen.

3.6.3 Nächtliche Unruhe

Ressource:	Keine
Problem:	Schreit laut in der Nacht
Maßnahme:	Verordnete Medizin verabreichen

Dass ein Mensch über keine Ressourcen verfügt, ist nicht nachvollziehbar. Ein Mensch schreit sicher nicht ohne Grund und eine Tablette löst nicht immer das Problem. Finden Sie doch heraus, warum jemand schreit und bieten Sie beruhigende Gespräche über Themen an, sodass er sich beruhigt.

Bessere Planung

Ressource:	Reagiert oft sehr positiv auf Berührungen an den Händen oder wenn man ihr die warme Hand leicht auf den Haaransatz legt.
Problem:	Kann ihre Bedürfnisse, Wünsche nicht mehr mitteilen. Sie schreit, auch in der Nacht, unvermittelt auf. Sie krampft sich teils zusammen ohne klar ersichtlichen Grund. Ob und wann sie genau Schmerzen hat, ist für Außenstehende nicht zu erkennen.
Ziel:	Beruhigen, Zuwendung, Schmerzen lindern.
Maßnahme:	Bei jedem Pflegekontakt zunächst leise ansprechen, warme Hand dabei leicht auf die Stirn legen, warten, bis sie reagiert, also den Kontakt verspürt. Wenn sie sich unruhig bewegt oder sich verkrampft, zunächst ihre Hände nehmen, mit etwas warmer Handcreme oder Öl eincremen. Sollte sie darauf nicht sofort positiv reagieren, verordnetes Schmerzmittel geben. Schmerzprotokoll versuchsweise eine Woche führen, Erkenntnisse mit dem Arzt besprechen.

3.6.4 Fixierung

Ressource:	Toleriert Fixierung
Problem:	Erkennt Gefahrenquellen nicht
Maßnahme:	Bettgitter und im Rollstuhl Bauchgurt entsprechend richterlicher Genehmigung

Auch hier macht man es sich ziemlich einfach: Es wird nicht benannt, welchen Gefahren sich die Person aussetzt oder in welche schwierigen Situationen sie sich immer wieder bringt. Der Gipfel ist es, als einzige Maßnahme die Fixierung anzusetzen und das dann noch so zu formulieren, als wäre der Richter schuld daran, dass diese Maßnahme überhaupt durchgeführt wird.

Besser

Ressourcen	Weiß, dass er im Stuhl immer die Fixierhose tragen soll. Wenn er ins Bett gelegt wird, klopft er ans Bettgitter, als Zeichen, dass hier noch was fehlt. Kann in Begleitung noch circa 8 Meter gehen.
Probleme:	Bewegt sich im Bett sehr viel, sodass er manchmal quer im Bett liegt. Er würde ohne Sicherung aus dem Bett fallen. Bleibt auch im Rollstuhl oder Sessel nicht ruhig sitzen. Setzt sich immer wieder in andere Positionen, drückt sich an Arm lehne hoch, ist ständig in Bewegung. Ohne entsprechende Sicherung würde er aus dem Stuhl/Sessel herausfallen (ist dreimal herausgefallen im Jahr 2010).
Ziele:	Fühlt sich nicht eingesperrt oder angegurtet. Kann seinem Bewegungsdrang dennoch nachkommen.
Maßnahmen:	Im Bett stets Bettgitter geschlossen halten (richterlich genehmigt am 21.11.2009). Bei Kontrollgängen schauen, ob man ihn in eine bequemere Lage bringen kann. Wenn er möchte, aufstehen lassen und mit ihm zur Toilette gehen. Im Sessel/Rollstuhl »Sitzhose« anlegen (richterlich genehmigt 08.01.2011), dabei immer die Notwendigkeit erklären. Nach dem Frühstück und vor dem Mittagessen sowie nach der Mittagsruhe und vor dem Schlafengehen das Gehen anbieten, auch wenn er sich sehr heftig und unruhig im Stuhl bewegt. Versuchen, zu allen Toilettengängen zu laufen, weiter siehe AEDL 6

3.6.5 Vereinsamung

Ressource:	Kann hören, sehen, sprechen
Problem:	Gefahr der Vereinsamung durch vorwiegende Bettlägerigkeit
Maßnahme:	Einmal pro Woche Besuch durch Beschäftigungstherapie TV anschalten

Wenn jemand sehen, hören und sprechen kann, stellt sich die Frage, warum diese Fähigkeiten nicht genutzt werden! Wieso sollen sie nur einmal pro Woche genutzt werden? Dem Problem einer möglichen Vereinsamung begegnet man nicht wirklich, wenn einmal pro Woche für eine Stunde Beschäftigungstherapie angeboten wird. Der Fernseher ist zwar für viele bekanntermaßen eine willkommene Beschäftigung, aber auch der hilft nicht gegen Vereinsamung. Wäre es nicht sinnvoller, bei den pflegerischen Kontakten auch Zuwendung zu geben und die Ressourcen zu nutzen? Keine Zeit? Wirklich? Ist es nicht möglich, morgens beim Waschen ein Liedchen zu singen? Ist es nicht möglich, vor dem Waschen, Lagern, dem Inkontinenzmaterialwechsel 60 Sekunden die Hände zu massieren, den Rücken zu kraulen oder die Hände oder Füße einzucremen, wenn jemand daran Freude hat? Wieso wird dieser Mensch nicht aus dem Bett mobilisiert? Wieso kann er nicht mit dem Bett herausgefahren werden, um am Leben teilzuhaben? Wenn die Person das nicht möchte, dann besteht das Problem auch nicht. Aber wenn es ein Problem ist, muss es auch adäquat behandelt werden.

Bessere Planung (ambulant)

Ressource:	Ist in allen Bereichen orientiert, kann sich mitteilen. Auch wenn sie allein und zurückgezogen lebt, klagt sie nie über Langeweile. Sie sagt, sie habe im Haushalt immer etwas zu tun oder sie müsse ihre Papiere ordnen. Sie sagt scherzhaft, sie wolle den Nachkommen »kein schwieriges Erbe« hinterlassen.

Bessere Planung (stationär)

Ressource:	Kann sich mitteilen, kann mit Brille lesen, ist gern allein, sucht keine Gesellschaft oder Gemeinschaft. Mag gern klassische Musik, am liebsten J. S. Bach, keine Opern. Entscheidet selbst, wenn sie aus dem Bett oder Zimmer möchte und an welcher Beschäftigung sie teilnimmt. Hat sich in ihrem Bett einen kleinen Lebensraum geschaffen; alles, was sie mag (Bücher, Fernbedienung, Fotoalbum, Brille, Taschentücher, Süßigkeiten, CD-Player), hat sie im Bett um sich herum drapiert. Beklagt keine Langeweile.
Problem:	Ist bei der Umsetzung ihrer Bedürfnisse auf die Hilfe anderer angewiesen, weil sie vorwiegend bettlägerig ist. Das missfällt ihr manchmal. Sie wäre gern unabhängig und würde gern selbstständig durchs Haus oder auch außer Haus gehen.
Ziele:	Ist ihren Bedürfnissen entsprechend versorgt. Ihr Umfeld entspricht ihren Wünschen.
Maßnahmen:	Beschäftigungsprogramm wöchentlich vorlegen. Besondere, seltene Programmpunkte als Highlight anbieten. Darauf achten, dass die Fernbedienung immer auf dem Bauch liegt, wenn die Pflege beendet ist. Fragen, welche Bücher, Zeitungen, Alben neben ihr ins Bett gelegt werden sollen. Fragen, was sie gerne hätte oder benötigt. Anbieten, sie aus dem Bett zu mobilisieren, zu Veranstaltungen zu bringen, Interesse wecken an Ereignissen, die sie eher selten erleben kann (Konzerte).

3.6.6 Schmerzeinschätzung

Ressource:	Kann sich mitteilen
Problem:	Hat chronische Schmerzen
Maßnahme:	Schmerzeinschätzung einmal pro Monat

Wie oft muss man eine Schmerzeinschätzung machen, bis sich das Problem behebt? Auch hier passen Probleme und Maßnahmen nicht zusammen. Selbst wenn hier noch die ärztlich verordnete Medikation als Maßnahme mit aufgenommen würde, reicht das nicht.

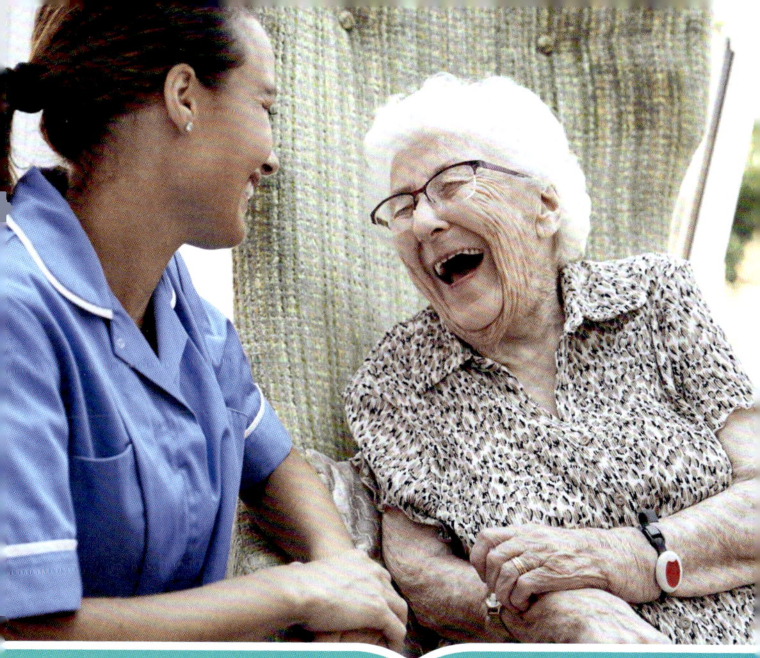

Neue Fachbücher und Aktivierungsideen

für Pflege- und Betreuungskräfte

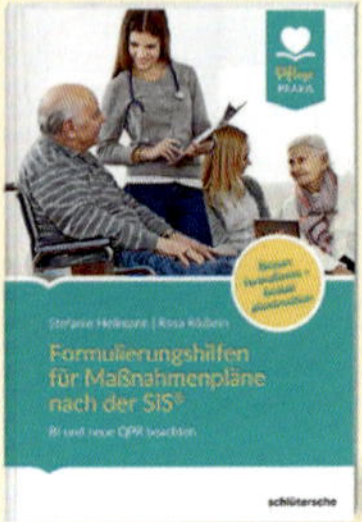

Stefanie Hellmann | Rosa Rößlein

Formulierungshilfen für Maßnahmenpläne nach der SIS®

BI und neue QPR beachten

- Gut zu wissen: die neuen QPR stationär

104 Seiten, Softcover
ISBN 978-3-8426-0831-3
€ 26,95 [D] · € 27,80 [A]

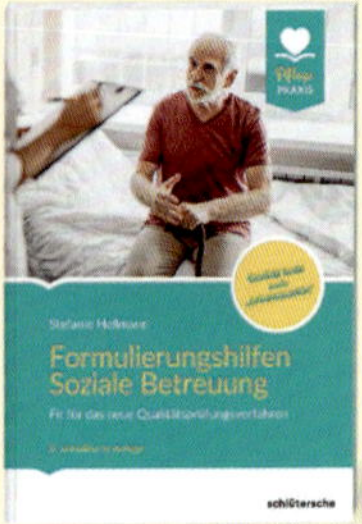

Stefanie Hellmann

Formulierungshilfen Soziale Betreuung

Fit für das neue Qualitätsprüfungsverfahren

- Schnell umzusetzen: Dokumentation der Sozialen Betreuung

3., aktualisierte Auflage

120 Seiten, Softcover
ISBN 978-3-8426-0813-9
€ 19,95 [D] · € 20,60 [A]

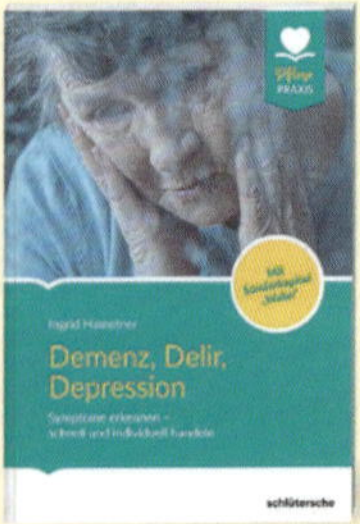

Ingrid Hametner

Demenz, Delir, Depression

Symptome erkennen – schnell und individuell handeln

- Das Praxis-Handbuch für die Pflege: ältere Menschen kompetent einschätzen

148 Seiten, Softcover
ISBN 978-3-8426-0833-7
€ 26,95 [D] · € 27,80 [A]

Bessere Planung (ambulant)

Ressource: Kann ihre Beschwerden klar äußern.
Hadert nicht mit dem Schicksal, sagt, sie muss da durch und jammern helfe ihr nicht weiter.
Trotz ihrer Schmerzen durch Arthritis und damit einhergehenden Gelenkveränderungen meistert sie ihr Leben nahezu allein. Sie nimmt nach eigenen Angaben nur selten Schmerzmittel, erst wenn sie es nicht mehr aushält.
Sie unterhält sich über ihre Beschwerden, möchte aber keine Ratschläge und konsultiert den Arzt selbst.

Bessere Planung (ambulant)

Ressource: Tochter verwaltet die Schmerzmedikamente für ihre Mutter und verabreicht diese selbstständig nach Rücksprache mit dem Arzt.
Tochter ist informiert über weitere Maßnahmen der Schmerzlinderung (Einreiben mit warmen Cremes oder Ölen), auf die Frau K. gut reagiert und die sie sichtlich entspannen.
Tochter achtet auf die Mutter und meldet sich bei Problemen.

Bessere Planung (stationär)

Ressource: Ist sehr dankbar, wenn man sich zu ihr setzt und bspw. die Hand hält und sie mit Erzählen ablenkt.
Meldet sich bei Beschwerden.
Geht selbstständig, nutzt immer ihren Rollator beim Gehen.
Geht sicher und vorsichtig, überschätzt sich nicht, geht kein Risiko ein.

Probleme: Nach OSH-Fraktur im Sept. 2010 hat sie weiterhin Schmerzen beim Gehen. Aufgrund der vorangeschrittenen Arthrose der Gelenke hat sie vorwiegend Anlaufschmerz am Morgen in den Knien und der Hüfte.
Kann Beine nicht allein ins Bett heben oder aus dem Bett aufstehen.

Ziele: Schmerzen sind gelindert.
Geht weiterhin

Maßnahmen: Morgens an der Bettkante sitzen lassen, sich eine Minute daneben setzten und miteinander erzählen. Wenn sie bereit ist, beim Aufstehen helfen und in ihrem Rhythmus zum Bad begleiten.
Bei anhaltenden Schmerzen beruhigen, Hände streicheln, verordnetes Schmerzmittel anbieten.
Abends Hilfe beim Zubettgehen anbieten, auf Wunsch die Beine mit ihrer eigenen Creme/Lotion einreiben, die die Tochter mitbringt.

3.7 Die Maßnahmen sind oft nicht handlungsleitend

Selbst wenn die Maßnahmen stimmig sind und zum vorhandenen Problem oder dem Ziel passen, hapert es mitunter an der handlungsleitenden Formulierung der Maßnahmen. Die Maßnahmen sollen das Versorgungsrezept des Pflegebedürftigen darstellen. Jeder, der den Kunden nicht kennt, sollte in der Lage sein, ihn anhand der geplanten Maßnahmen so zu versorgen, wie es für den Kunden gut ist. Doch dazu muss die Maßnahme konkret beschrieben werden – und das ist leider nicht immer der Fall.

Das gilt auch für die Einrichtungen, die das Strukturmodell anwenden: *»Die Maßnahmen werden handlungsleitend beschrieben. Das heißt, durch die Art der Beschreibung der Maßnahme wird z. B. nachvollziehbar »Wer, Was, Wie, Wo und Wann« zu tun hat.«*[3]

Nachfolgende einige Beispiele, in denen handlungsleitende Formulierungen fehlen:

- **»Transfer aus dem Bett«** – Wie wird der Kunde angefasst? Wo hilft man ihm? Nimmt man die Beine raus oder reicht man nur die Hände?
- **»Kontrakturprophylaxe, Durchbewegen der Gelenke«** – Wie viele Gelenke hat der Mensch? Und welches Gelenk wird nun wie oft hintereinander, wie häufig am Tag und wohin bewegt?
- **»Hilfe beim Toilettengang«** – Wird der Kunde zur Toilette begleitet, setzt man ihn auf Toilette, zieht man ihm die Hose herunter, wer putzt ab, soll man dabeibleiben oder rausgehen?
- **»Aktivierendes Waschen am Waschbecken«** – Was wird aktiviert? Da kommt der Zahnfetischist und fordert den demenziell Erkrankten auf, die Zahnprothese herauszunehmen und zu putzen. Dieser Kollege hat drei Tage Dienst und übt das entsprechend. Dann übernimmt ein weiterer Kollege die Pflege und übt das Eincremen des Gesichts. Er gibt dem Pflegebedürftigen die Creme in die Hand und fordert ihn auf, das Gesicht

[3] Der Bevollmächtigte der Bundesregierung für Pflege & EinSTEP (2017): Informations- und Schulungsunterlagen zur Einführung des Strukturmodells in der ambulanten, stationären und teilstationären Langzeitpflege. Version 2.0, S. 61

zu cremen. Das übt er täglich, solange er im Dienst ist. Dann übernimmt ein weiterer Kollege den Dienst und übt das Kämmen der Haare. Jeder aktiviert. Aber führt das zum Ziel? »Verwirrt nicht die Verwirrten«, sagte schon Erwin Böhm. Treffender kann man es nicht ausdrücken.

- **»Zum Trinken motivieren und auffordern«** – Wie wird motiviert? Gibt man den Becher in die Hand und fordert zum Trinken auf? Hebt man selbst ein Glas und prostet zu? Oder handelt man frei nach dem Motto »ein Schlückchen für Mama ...«? Gerade bei jemandem, der nicht so viel trinkt, muss zudem überlegt werden, welches Gefäß das richtige ist, welches Getränk (Kalt- oder Warmgetränk etc.) zu welcher Zeit angeboten wird. Möchten Sie alle Getränke des Tages aus einem gleich aussehenden Plastikbecher zu sich nehmen?
- **»Dreistündlich lagern«** – Wie wird gelagert? Knie hohl oder Kissen darunter? Fersen frei, und wenn ja, wie? Einen Arm oder eine Hand erhöht lagern oder flach neben dem Körper? Muss vielleicht die Handtasche in Sichtweite sein?
- **»Gespräche führen«** – Worüber wird gesprochen? Gibt es Themen, die man besser nicht anschneidet, damit der Pflegebedürftige nicht traurig oder beunruhigt wird? Gibt es Themen, die für den Kunden sehr wichtig sind, die ihn stolz machen oder ihm Freude bereiten? Redet man über die Kinder, den Ehemann, das ehemalige Haustier, das im Leben Erreichte, das Wetter oder den Sport?
- **»Obstipationsprophylaxe: ballaststoffreiche, abwechslungsreiche Ernährung, genügend Flüssigkeit anbieten«** – In einer stationären Einrichtung kann eine Pflegekraft gar nicht für eine abwechslungsreiche und ausgewogene, ballaststoffreiche Ernährung sorgen, dafür ist die Küche da. Es wäre also gar keine Pflegemaßnahme. In einer ambulanten Versorgung kocht die Pflegekraft in der Regel auch nicht, also auch dort gehört eine solche Maßnahme nicht in die Pflegemaßnahmenspalte. Stattdessen müsste man individuell schauen, welche pflegerische Maßnahme durchgeführt werden könnte. Das kann ein Glas lauwarmes Wasser oder Buttermilch auf nüchternen Magen sein. Das kann ein Joghurt oder Trockenpflaumen oder ein Pflaumensaft zur Nacht sein und natürlich auch das Reiben des Unterbauches im Uhrzeigersinn.

Auch im Strukturmodell wird der Maßnahmenplan nicht automatisch besser. Hier ein Beispiel:

- »7:00 Uhr Wecken
- Thromboseprophylaxe nach VA 3.1.6.9
- Kompressionsstümpfe anziehen nach Standard 5.7.3.4
- Toilettengang nach VA 1.3.5.717
- Insulin spritzen nach Standard 5.6.1.6.
- Waschen am Waschbecken nach VA 1.3.5.7.2,
- Ankleiden nach VA 1.3.5.7.4, dabei Kontrakturprophylaxe nach VA 5.5.4.7
- Zum Frühstücksraum fahren
- Frühstück richten
- Tabletten eingeben nach Standard 5.6.1.2
- Zwischen 9:00 und 11.30 Uhr individuelle Beschäftigung laut Aushang
- usw.«

Fazit **Das Strukturmodell ist nicht der Heilsbringer**

Auch hier hängt alles davon ab, wer was schreibt oder was wer in Sachen Dokumentation gelernt hat.

3.8 In den Maßnahmen befinden sich nur wenig Pflegemaßnahmen

Alle Beispiele zeigen, dass eine geplante Maßnahme für jeden Kunden individuell gestaltet werden muss. Erst dann kann der nächste Kollege auch genauso agieren, wie es für den Kunden gut ist, und der Kollege weiß genau, was er zu tun hat.

Maßnahmen müssen stets präzise darlegen, was wann wie und wie oft getan werden soll. Dabei kann auf unnötige Floskeln verzichtet werden. Alles, was bereits in der Einrichtung als übliche Vorgehensweise feststeht, muss nicht mehr geplant werden. Dazu gehören das Putzen der Brille bei Brillenträgern, die angenehme Temperatur des Waschwassers, das Schließen der

Fenster zur Pflege, die Ansprache des Pflegebedürftigen bei der Pflege, die Desinfektion bestimmter Umfelder etc.[4]

Entlasten Sie die Maßnahmenspalte von überflüssigem Ballast und bereichern Sie sie stattdessen durch individuelle handlungsanleitende Definitionen der Pflege des einzelnen Menschen. In die Maßnahmenspalte gehören nur Pflegemaßnahmen. Also keine Fremdleistungen von Externen. 3

3.8.1 Überflüssige/unnötige Maßnahmen bzw. Maßnahmen, die keine sind

- **»Fußpflege kommt alle 5–6 Wochen«** – Dass die Fußpflege kommt, ist keine Pflegemaßnahme, die geplant und später durchgeführt wird. Diese Aufgabe übernimmt ein externer Dienstleister.
- **»Dekubitusprophylaxe: Wechseldruckmatratze im Bett, Weichlagerungskissen im Rollstuhl«** – Die Wechseldruckmatratze wie auch das Weichlagerungskissen sind keine Maßnahmen, die durchgeführt werden, denn diese beiden Hilfsmittel sind schon im Einsatz.
- **»Ehefrau bringt Herrn M. ins Bett«** – Die Ehefrau ist ebenfalls keine Pflegemaßnahme, die von den Pflegekräften durchgeführt wird. Sie stellt eine Ressource im Pflegeproblemlösungsprozess des Herrn M. dar.
- **»Kontrakturenprophylaxe: Durchbewegen der Gelenke. Krankengymnastik zweimal wöchentlich«** – Das Durchbewegen der Gelenke ist nicht präzise genug (▶ Kap. 3.6) und krankengymnastische Übungen sind keine pflegerischen Maßnahmen. Wenn ein Kunde durch Physio- oder andere Therapien Unterstützung erhält, so ist dies eine Ressource im Pflegeproblemlösungsprozess dieses Kunden.
- **»Brille putzen und aufsetzen«** – Mal ehrlich, wenn man eine solche Selbstverständlichkeit in eine Pflegeplanung schreiben muss, ist es um die Pflege schlecht bestellt. Selbst wenn es in der Planung steht, sehe ich dennoch oft Pflegebedürftige, die keine oder eine grob verschmutzte Brille tragen. Ich verwahre mich dagegen, solche Selbstverständlichkeiten in eine Pflegeplanung zu schreiben. Dann müsste man beginnen mit:

---

[4] Vgl. Informations- und Schulungsunterlagen zur Einführung des Strukturmodells in der ambulante, stationären und teilstationären Langzeitpflege V. 2.0, S. 80

»Man klopfe an die Tür und warte drei Sekunden, bevor man eintritt.« Wer solche Lappalien in eine Planung schreibt, darf sich nicht wundern, wenn niemand die seitenlange Pflegeplanung liest. Wenn bei einem Brillenträger nichts weiter zu beachten ist, reicht es, in der Ressource zu erwähnen, dass er eine Brille trägt, wenn man ihm diese aufsetzt.

3.9 Die Planung der Behandlungspflege ist unsinnig

- **»Blutdruck, Puls und Gewichtsmessung einmal pro Monat und bei Bedarf«** – Ich kenne viele Einrichtungen, die routinemäßig einmal monatlich die Vitalzeichen erheben. Was auch immer sie dazu treibt, es gibt kein Verbot, dies zu tun. Allerdings ist es wenig sinnvoll, wenn der Blutdruck mal morgens um 9:00 Uhr und ein anderes Mal nachmittags um 16:00 Uhr ermittelt wird. Diese Werte sind nicht vergleichbar und somit auch nicht verwertbar. Wer sich das Messen von Vitalzeichen auf die Fahne schreibt, muss dies nicht auch noch bei jedem Pflegebedürftigen in die Pflegeplanung schreiben. Wenn es Standard der Einrichtung ist, muss es nicht mehr geplant werden.
- **»Medikamente verabreichen nach ärztlicher Verordnung«** – Wieso plant man in einem Pflegeproblemlösungsprozess eine behandlungspflegerische Maßnahme? Was ist an der Medikamentengabe individuell? Ist es nicht vielmehr Pflicht, eine individuelle **Pflege**planung zu schreiben? Wer meint, er müsse die Behandlungspflege in eine Pflegeplanung schreiben, sollte mal nachsehen, wo das steht. Im MDK-Prüfbogen zur Prüfung der Qualität sicherlich nicht (▸ Kap. 6). Im Rahmenvertrag nach § 75 SGB XI auch nicht. Im Versorgungsvertrag oder den alten LQV (Leistungsqualitätsvereinbarungen)?

Schauen Sie in Ihren Versorgungsvertrag, ich wäre überrascht, wenn sich dort etwas finden ließe. Maximal wird dort stehen, dass auf Grundlage der ärztlichen Verordnung ein individueller Behandlungsplan erstellt werden muss. Das bedeutet:

Ein Arzt stellt ambulant einen Verordnungsschein für die Versorgung einer Wunde aus. Auf diesem Verordnungsschein steht möglicherweise nicht, dass die Wunde gespült werden soll oder es fehlt das Produkt, mit dem verbunden wird. Dann benötigt man eben neben der ärztlichen Verordnung eine weiterführende Erläuterung, wie, womit und wie oft die Wunde behandelt werden soll. Das kann z. B. auf einem Medikamentenplan aufgeführt werden oder auf der Wunddokumentation.

Tipp

Wer glaubt, Behandlungspflege planen zu müssen, sollte dies wenigstens nur ein einziges Mal tun und nicht bei jedem Kunden erneut. Nutzen Sie Tabelle 2 als Kopiervorlage für all Ihre Kunden: Sie müssen nie wieder etwas schreiben!

Kopieren Sie die Texte und fügen Sie sie in die Akte des Kunden ein – schon haben Sie die Behandlungspflege geplant.

Tab. 2: Textbausteine für die Behandlungspflege

Problem	Ziel	Maßnahme
Frau M. ist insulinpflichtige Diabetikerin	Insulin ist korrekt injiziert BZ ist wöchentlich ermittelt	Insulingabe nach ärztlicher Verordnung BZ-Tagesprofil 1 x pro Woche
Kann Medikamente nicht selbstständig richten und einnehmen	Medikamente sind entsprechend der ärztlichen Verordnung gerichtet und eingenommen	Medikamente richten und verabreichen nach ärztlicher Verordnung
Kann Kompressionsstrümpfe nicht alleine an- und ausziehen	Beine sind komprimiert	Kompressionsstrümpfe morgens an- und abends ausziehen nach ärztlicher Verordnung
Kann sich Augentropfen nicht selbstständig einträufeln	Augentropfen sind entsprechend der ärztlichen Verordnung verabreicht	Augentropfen nach ärztlicher Verordnung eingeben
Hat Psoriasis, kann Einreibung nicht selbstständig durchführen	Dermatika sind aufgetragen	Verordnete Salbe entsprechend ärztlicher Verordnung auftragen

Bei der Durchsicht dieser standardisierten Abhandlungen muss spätestens klarwerden, dass bei dieser Planung nichts individuell ist. Warum soll es also geplant werden? Zudem plant die Pflege hier gar nichts, sondern der Arzt macht die entsprechenden Angaben. Der Arzt legt fest, was, warum, wann, wie oft und womit eine Versorgung erforderlich wird. Mit Einführung des Strukturmodells haben einige Einrichtungen auch wieder begonnen, die Behandlungspflege akribisch in ihren Ablauf-Maßnahmenplan einzuführen. Nach Aussage einiger muss das auch so sein, denn der Mitarbeiter soll ja nach diesem Ablaufplan pflegen und arbeiten.

Ich stelle aber fest: Außer im ambulanten Bereich, in dem viele naturgemäß bereits seit Jahren mit Ablaufplänen arbeiten, werden die Maßnahmenpläne in der stationären Pflege kaum genutzt. Weil sie entweder völlig aufgebläht werden mit Hinweisen auf diverse Verfahrensanweisungen und Standards oder aber so weit verkürzt, dass vieles nur noch nach Standard geschrieben wird und die tatsächlich geleistete Pflege fraglich ist.

Der Satz »Körperpflege am Waschbecken nach Standard xy« ist ein Rückschritt. Ein Rückschritt in jene Zeiten, in denen eine Planung nicht gelesen wurde. Ein Rückschritt für die Pflegebedürftigen, die jedem Mitarbeiter jeden Tag aufs Neue sagen müssen, wie sie es gerne hätten. Wer es nicht (mehr) sagen kann, wird zum Opfer des Wohlwollens dessen, der heute zur Tür hereinkommt und pflegt.
Das glauben Sie nicht? Fragen Sie einfach in der nächsten Dienstbesprechung mal Ihre Kollegen, wie die es denn halten und Sie werden genau das erfahren. Ein Kollege macht es so, der andere anders. Schön ist, wenn beide es gut meinen. Schlecht ist, dass das Gegenüber ein Pflegebedürftiger ist, der sich im Zweifel nicht wehren kann.

Im Strukturmodell ist die Aufzählung der Behandlungspflege im Maßnahmenplan ebenso entbehrlich: *»Routinemäßige und wiederkehrende Abläufe in der grundpflegerischen Versorgung sowie der psychosozialen Betreuung werden übersichtlich einmal nachvollziehbar dargestellt.«*[5]

---

5 Der Bevollmächtigte…, S. 60

3.10 Evaluation bedeutet nicht »unverändert«

Sieht man sich den Regelkreis oder Problemlösungsprozess nach Fiechter und Meier an, so ist er ein nicht endender Prozess, eine fortwährende Aufgabe. Der Kreislauf ist in sich geschlossen. Das bedeutet auch: Wer in den Problemlösungsprozess hineingeht, muss ihn ganz durchlaufen. 3

Das gilt auch für den auf vier Schritte verkürzten Pflegeproblemlösungsprozess im Strukturmodell. Im Folgenden finden Sie einige Beispiele für die AEDL-Planung und bei der Anwendung des Strukturmodells.

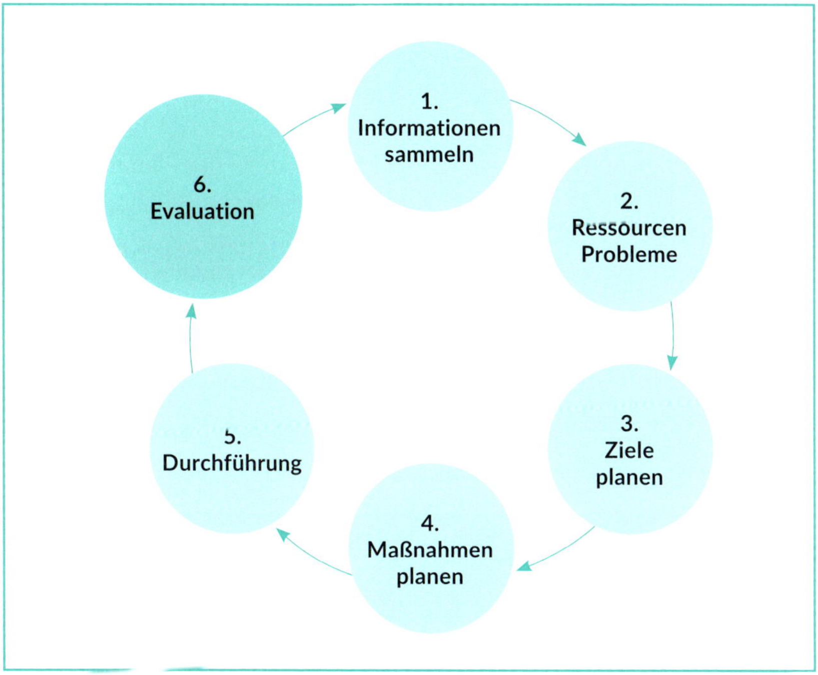

Abb. 5: Die Evaluation im Pflegeprozess.

Auswertung, Evaluation, Kontrolle oder Ergebnis – wie auch immer Sie diesen Prozessschritt nennen, es ist der sechste und letzte Schritt des Problemlösungsprozesses, eine Ist-Analyse oder Zusammenfassung.

Wenn sich bei den Pflegebedürftigen in der Versorgung, also bei den Maßnahmen, nichts verändert, machen viele Pflegekräfte mit der Auswertung kurzen Prozess und schreiben einfach »unverändert«. Wenn man aber die Auswertung als sechsten Schritt des Pflegeprozesses betrachtet, kann dieses Wort niemals genügen, denn die Auswertung soll die vorangegangenen Schritte des Pflegeprozesses einzeln überprüfen. Der Pflegeprozess wird dabei von hinten aufgerollt. Das bedeutet, dass folgende Fragen zu klären sind:

1. Werden die Maßnahmen so durchgeführt, wie sie geplant sind?
2. Decken sich die geplanten Maßnahmen mit den Durchführungs- oder Leistungsnachweisen?
3. Welche Ziele wurden erreicht, welches Ergebnis der Pflege liegt vor, was konnte mit der guten Arbeit überhaupt erreicht werden?
4. Stimmen die Probleme noch so, wie sie in der Planung formuliert wurden? Sind neue Probleme hinzugekommen, haben sich welche verändert?
5. Sind die Ressourcen noch so vorhanden, wie sie in der Planung stehen, oder hat sich etwas verändert? Sind neue Ressourcen hinzugekommen oder welche weggefallen?
6. Gibt es neue oder weitere Informationen zum Pflegebedürftigen?

Das wäre eine komplette Auswertung. Die Tabellen 3 und 4 zeigen ein negatives und ein positives Beispiel im Vergleich. Beide Planungen stammen von ein und demselben Bewohner eines Pflegeheims.

Tab. 3: Negativbeispiel

Probleme/Ressourcen	Ziele	Maßnahmen
Problem: • Kann sich nicht waschen aufgrund von Bewegungseinschränkung • Riecht nach Schweiß • Toleriert Füße waschen nicht, nimmt Zahnprothese nicht raus, zeigt Abwehrverhalten • Ressource: Kann sich kämmen	• Sauberkeit • Intakte Haut • Ressourcen erhalten und fördern	• 1 x/Woche Duschen und Haare waschen • Zähne putzen 2 x täglich • Hilfestellung beim Waschen am Waschbecken
Auswertung: »unverändert«.		

Im Folgenden (▶ Tab. 4) zeige ich ein positives Beispiel einer Planung und im Anschluss, wie eine Auswertung sinnvollerweise aussehen könnte, indem man sich auf die Ergebnisse bezieht.

Tab. 4: Positivbeispiel, weil auf die Ergebnisse Bezug genommen wird

Probleme/Ressourcen	Ziele	Maßnahmen
Ressource: • Wäscht sich Gesicht und vorderen OK nach Aufforderung • Duscht gern einmal pro Woche, friert leicht, will den Akt schnell hinter sich bringen, mag es nicht, lange abgetrocknet zu werden • Mag Füße waschen nicht, meist nur beim Duschen • Nutzt gern Niveacreme oder Dove Lotion für den Körper • Mag nicht gern das Gesicht gecremt bekommen, ist ihr zu unangenehm und nass • Nimmt nicht gern Deo, ist ihr unterm Arm unangenehm • Kämmt sich selbst vorm großen Spiegel • Trägt ihre Uhrenkette immer um den Hals		
Probleme: • Wäscht sich im Intimbereich nicht gründlich, will alles schnell, schnell • Kommt nicht an ihren Rücken und an die Füße • Neigt zu trockener geröteter Gesichtshaut; die verordnete Salbe hat sie nicht gern • Toleriert Zahnpflege nicht immer, behält dann Prothese ungeputzt im Mund, klagt aber über Mundgeruch	• Ressourcen erhalten • Lässt Füße 2 x/Woche waschen • Intimbereich ist gründlich gereinigt • Geschmeidige, intakte Haut • Putzt Zahnprothese wenigstens 1 x morgens	• Hilfestellung beim Waschen des Rückens • Waschen UK am Waschbecken im Stehen, dabei dezent Hilfe anbieten oder auf Problemzonen aufmerksam machen • Eincremen mit ihrer Wunschcreme (Nivea)

Probleme/Ressourcen	Ziele	Maßnahmen
		• Wenn sie es toleriert, 1 x/Woche Füße abends waschen und eincremen • Zahnputzutensilien in Reichweite legen und bitten, die Prothese herauszunehmen; Hilfe nach ihren Wünschen anbieten
Eine Auswertung hierzu könnte sein: Probleme und Maßnahmen unverändert. Haut ist intakt. Die Füße hat sie die letzten Wochen immer nur beim Duschen waschen lassen, hat nur einmal ein Fußbad probiert, aber nicht als Dauermaßnahme akzeptiert.		

Schaut man die beiden Pflegeplanungen an, die derselben pflegebedürftigen Dame zuzuordnen sind, erkennt man im ersten negativen Beispiel eine oberflächliche Planung und eine ebenso oberflächliche Auswertung. »Unverändert« – was heißt das? Ist das Problem noch wie beschrieben? Werden die Maßnahmen noch so ausgeführt wie geplant? Was ist mit den Zielen? Wurde überhaupt etwas erreicht? Und wenn ja, was? Man wollte doch fördern? Hat es geklappt? Was wurde gefördert? Wie nahe ist man seinem Ziel gekommen? Im Strukturmodell gibt es für die Evaluation ebenfalls keine Vorschriften. Deshalb herrscht auch dort ein bunter Mix an Möglichkeiten. Einige haben im Maßnahmenplan eine Spalte »Evaluation« eingeführt. Aber diese bleibt meist leer, weil die Mitarbeiter nicht wissen, was dort eingetragen werden könnte. Oder es werden Änderungen des Maßnahmenplans eingetragen, was dazu führt, dass der Maßnahmenplan schnell unübersichtlich wird.

Im Strukturmodell ist der Pflegeprozess zwar verkürzt, das Prinzip aber identisch. Allerdings gibt es neue Informationen darüber, was erreicht wurde, was ist zu tun etc.

»OPTION A: Die Evaluation ergab, dass nur einige oder eine Maßnahme(n) anzupassen sind, der Zustand der pflegebedürftigen Person ist weitestgehend gleichgeblieben und der größte Teil der geplanten Maßnahmen kann umgesetzt werden wie bisher geplant (im Strukturmodell sogenannter kleiner »Evaluationskreis«). Diese Option ist eher die Regel.

OPTION B: Bei gravierenden Veränderungen wird eine Neuausrichtung der Pflege erforderlich (z. B. nach Krankenhausaufenthalt oder gravierenden Veränderungen im kognitiven Bereich), somit wird eine neue Situationseinschätzung einschließlich eines Gesprächs mit der pflegebedürftigen Person und ein Verständigungsprozess entlang der SIS® notwendig und daraus ableitend ein neuer (angepasster) Maßnahmenplan erstellt (im Strukturmodell sogenannter »großer« Evaluationskreis).«[6]

Fakt ist: Stimmt eine Planung oder eine SIS®/Maßnahmenplanung nicht mehr, sollte sie aktualisiert werden. Auch wenn es heute noch Nutzer gibt, die glauben, eine SIS® dürfe man nicht verändern. Hier hilft es, die Handlungsanleitung des Urhebers zu lesen. Dort steht: *»Die Strukturierte Informationssammlung kann bei Veränderungen des Zustands situationsbedingt – z. B. nach einem Krankenhausaufenthalt mit gravierenden gesundheitlichen Veränderungen – entweder komplett erneut ausgefüllt (Folgegespräch) oder in einzelnen Themenfeldern situationsbedingt evaluiert und die Maßnahmenplanung entsprechend angepasst werden.«*[7]

Ansonsten wäre es schön, wenn man trotz Strukturmodell zu Ergebnissen in der Pflege kommt und das bedeutet, seine eigene Arbeit zu reflektieren und die Ergebnisse zu dokumentieren. Egal wo, egal wie oft, egal wann. Es gab und gibt keine Vorschriften für die Evaluation.

---

[6] Der Bevollmächtigte…, S. 67

[7] BMG (2015): Handlungsanleitung (Version 1.1) zu praktischen Anwendung des Strukturmodells (ambulant/stationär) der integrierten Strukturierten Informationssammlung (SIS®) mit der Matrix zur Risikoeinschätzung, der Maßnahmenplanung und der Evaluation sowie mit Hinweisen zum Handlungsbedarf auf der betrieblichen Ebene, S. 23

4 Die Biografie deuten und Probleme erfinden – Anekdoten aus der täglichen Pflegeplanung

Einige Pflegekräfte interpretieren das Wort »Pflegeproblemlösungsprozess« nach eigenem Ermessen und wollen Probleme lösen, die nicht vorhanden sind. Sie erfinden Probleme, um für jede AEDL etwas eintragen zu können. Pflegekräfte werden dabei manchmal zu echten Erfindern von Problemen.

Das zeigen die folgenden Beispiele, die ich in Einrichtungen und ambulanten Diensten gesammelt habe. Es ist eine echte Anekdotensammlung.

4.1 Ablehnung wird nicht akzeptiert

Problem:	Lässt sich ungern waschen, duschen oder baden
Ziel:	Gepflegtes Äußeres Wohlbefinden
Maßnahme:	Ganzkörperpflege im Bett nach Standard, wöchentlich baden oder duschen

Was tun die Pflegekräfte hier? Sie stellen fest, dass der Kunde etwas nicht möchte, setzen sich dann konsequent darüber hinweg und verfolgen ihre eigenen Ziele. Würde man das Ziel »Wohlbefinden« ehrlich verfolgen, müsste man die Maßnahmen umplanen und schreiben »Kunden in Ruhe lassen«, dann klappt es auch mit dem Wohlbefinden.

4.2 Untergewicht wird zum Problem

Problem:	Ist untergewichtig Ist Diabetiker
Ziele:	Wohlbefinden Ausreichende und ausgewogene Ernährung BMI im Normbereich
Maßnahmen:	Diätetische Hauptmahlzeiten Diätjoghurt als Zwischenmahlzeiten

Es stellt sich die Frage, wo das Problem des Bewohners überhaupt steckt. Wenn dieser Mensch ungewollt untergewichtig ist und das ein Problem darstellt, helfen die Maßnahmen nicht, weil sich mit ihnen keine Gewichtszunahme erreichen lässt.

Wenn das Problem der Diabetes sein sollte (was ich nicht glaube), dann ist man in diesem Haus nicht auf dem aktuellen Stand der pflegewissenschaftlichen Kenntnisse. Diabetiker müssen keine diätetischen Lebensmittel essen. Diabetiker erhalten die gleiche Kost wie alle anderen auch, nur die Menge und die Zusammensetzung sind interessant.

Als Drittes möchte ich noch die beiden Diätjoghurts als Zwischenmahlzeit anprangern. Wie lange soll das gehen? Muss der arme Bewohner nun tagein tagaus Joghurt essen? Wo bleibt da die Abwechslung?

4.3 Probleme, die keine sind

Auch die biografieorientierte Arbeit ist für einige Pflegekräfte eine Herausforderung:

Problem/Biografie:	Ist früher ohne Hilfsmittel gegangen, heute geht er am Stock

Wo ist das Problem, wenn ein Kunde den Stock zum Gehen nutzt? Ist das überhaupt ein Problem?

Problem/Biografie:	Hat als Frau Bartwuchs

Für wen ist der Bartwuchs ein Problem? Ist jemand weniger Frau, wenn er einen Flaum auf der Oberlippe hat?

Problem/Biografie:	»Fühlt sich als Frau – ist aus der Biografie erkennbar«

Benötigt man eine Biografie um zu erkennen, ob eine Frau sich als Frau fühlt? Und wie fühlt man sich als Frau? In jeder Situation oder nur in bestimmten?

Ressource:	Isst gern Fisch
Problem:	Isst keinen Hering
Ziel:	Ist seinen Wünschen entsprechend ernährt
Maßnahme:	Fisch bereitstellen und darauf achten, dass es kein Hering ist

Dieses Beispiel ist ein guter Beweis dafür, dass Pflegekräfte Probleme notfalls auch erfinden.

Ressource	Altersentsprechender Humor
Problem:	Ist depressiv
Ziel:	Eigeninitiative wird gefördert
Maßnahme:	Pflegekraft akzeptiert die Wünsche des Bewohners

Beim Lesen musste ich mehrfach überlegen, in welchem Alter man welches Humorpotenzial hat, aber ich kam nicht weiter mit meinen Schlussfolgerungen ... Auf jeden Fall zeigt dieses Beispiel, wie wenig Probleme, Ressourcen, Ziele und Maßnahmen bisweilen miteinander zu tun haben.

Problem:	Aktivitätstoleranz ungenügend Fehlende physische und psychische Kräfte und Energie, die erforderliche und gewünschte alltägliche Aktivität durchzuhalten oder auszuführen

Beim Lesen dieses Problems war ich sprachlos und habe auf das Lesen der restlichen Spalten verzichtet.

Problem:	Hat PEG, kann nur noch vorverdaute Nahrung aufnehmen
Ziel:	Ausreichende ausgewogene Ernährung
Maßnahme:	Sondenkost nach Verordnung

Dazu erübrigt sich jeder Kommentar.

Problem:	Hat ein gestörtes Verhältnis zur Tochter, möchte sie nicht sehen
Ziel:	Wohlbefinden Kontakte fördern
Maßnahme:	Kontaktförderung zur Tochter, Anrufe anbieten

Abgesehen davon, dass ich auch hier kein pflegerisches Problem feststellen kann, ist es doch ungeheuerlich, dass der Wunsch der Kundin nicht respektiert wird.

Problem:	Möchte nicht an Veranstaltungen des Hauses teilnehmen, will für sich sein, Gefahr der Vereinsamung
Ziele:	Sinnvolle Beschäftigung Kontakte fördern
Maßnahme:	Bewohner erhält Wochenplan und wird zur Teilnahme aufgefordert

Wenn ich daran denke, dass ich als älterer Mensch an Bastel-, Sing- oder Klöppelgruppen teilnehmen muss, bekomme ich schon heute Panikattacken. Ich werde sicher später sehr gern für mich allein sein, Pflegedokumentationen oder Bücher lesen und ein Gläschen Rotwein genießen. Kommen Sie dann bitte nicht auf die Idee, ich sei einsam, nur weil mir Ihr Angebot oder die Mitbewohner nicht zusagen!

Problem:	Ist Raucher
Ziel:	Bekommt gut Luft
Maßnahme:	Pneumonieprophylaxe, Lüften und Frischluftzufuhr

Beim Lesen des Ziels war ich dankbar, dass da nicht stand: »Rauchen unterbinden, Zigaretten entfernen …«

Problem:	Trägt eine Brille
Ziel:	Kann sehen
Maßnahme:	Brille putzen und aufsetzen

Hier hätte auch ich ein Problem, wenn die Mitarbeiter mit dieser Art Planung recht hätten.

Problem:	Ist übergewichtig
Ziel:	Ausreichende Ernährung
Maßnahmen:	Mundgerechte Vorbereitung, drei Hauptmahlzeiten, zwei Zwischenmahlzeiten und ca. 21:00 Uhr Spätmahlzeit

Wer das als Problem sieht, muss vielleicht über die Maßnahmen nachdenken, denn bei dieser täglichen Menge an Nahrungsmitteln ist das Problem weder mittel- noch langfristig zu lösen.

5 Lästig und überflüssig – die Doppeldokumentation

Das Problem ist nicht nur, dass Pflegekräfte in der Pflegedokumentation viel zu viele und unübersichtliche Dokumentationen führen oder dass Probleme erfunden und zusätzlich unnötige Papiere ausgefüllt werden. Es wird auch noch vieles doppelt oder gar mehrfach dokumentiert. So werden bspw. Lagerungs-/Bewegungsprotokolle minutiös ausgefüllt und die Lagerung zusätzlich noch einmal im Leistungsnachweis quittiert. Es gibt sogar Einrichtungen, die die Getränkezufuhr in einem Protokoll dokumentieren und die Tagesmenge dann noch einmal auf einem separaten Nachweis- oder Durchführungsblatt notieren.

Es gibt Einrichtungen, die bereits mittels EDV dokumentieren, aber noch separate Listen für Ein-/Ausfuhrbilanzen per Hand führen. Zusätzlich wird dann das Handschriftliche in die EDV übertragen. Warum das so gemacht wird, hinterfragen die meisten Einrichtungen gar nicht mehr. Sie tun es einfach.

Neben den Protokollen, auf denen Leistungen detailgetreu dokumentiert werden, die dann auf einem gesonderten Nachweis erneut quittiert werden, findet Doppeldokumentation auch in Pflegeberichten statt. So lese ich in Pflegeberichten Leistungsnachweise wie »wurde geduscht« oder »Verbandswechsel durchgeführt«. Diese Einträge sind unnötig, denn die erbrachte Leistung wurde bereits in einem Durchführungsnachweis quittiert, wieso sollte man sie erneut schreiben?

Neben den Leistungsnachweisen, die für die Einrichtung doppelt oder mehrfach quittiert wurden, wird aber auch für Externe quittiert. So dokumentieren die Mitarbeiter, dass die Fußpflege, der Hausarzt, der Friseur, der Pfarrer etc. da war. Das sind keine wichtigen Informationen! Dass der Friseur da war, ist erkennbar, ebenso wie die Fußpflege. Würde man später einen Nachweis benötigen, gibt es immer noch die Abrechnungsquittung für die Leistung der Externen.

Dass der Hausarzt da war, kann wichtig sein. Aber nicht nur als Anwesenheitsnachweis, sondern mit der genauen Dokumentation, was besprochen wurde, was ihm geschildert wurde und was er darauf erwiderte. »Arzt war zur Visite« bedeutet nur, dass ein Arzt da war, aber offensichtlich hat ihm niemand eine Information zum Pflegebedürftigen gegeben.

Auch Vitalzeichen werden gern mehrfach dokumentiert. So steht im Pflegebericht, dass es einem Kunden nicht gut ging und dass man den Blutdruck gemessen hat. Dann wird der Wert notiert. Dieser Wert wird nochmals auf dem Vitalzeichenblatt eingetragen. Mitunter wird dann sogar noch ein drittes Mal dokumentiert: Auf dem Leistungsnachweis zeichnen einige Pflegekräfte ein weiteres Mal ab, dass Sie RR, BZ oder Puls gemessen haben.

Es werden Wunddokumentationsblätter geführt, auf denen die Wunde beschrieben und der Verbandswechsel quittiert wird. Zusätzlich wird eine Wundbeschreibung in den Pflegebericht aufgenommen und der Verbandswechsel im Durchführungsnachweis quittiert. An einer der beiden Stellen reicht es vollkommen aus.

Es werden Biografiebögen geführt, in denen sich die Wünsche und Bedürfnisse des Pflegebedürftigen finden. Diese werden in die Pflegeplanung übertragen, wenn alles gut geht. Zusätzlich gibt es noch Trink- und Ernährungsprotokolle, in denen ein drittes Mal aufgeschrieben wird, was der Kunde gern trinkt und isst.

In einigen, vorwiegend stationären Einrichtungen gibt es noch Tropfen-, Insulin- und Badepläne. Diese Pläne sind Auszüge einer Pflegedokumentation und stellen nur ein Hilfsmittel dar, um nicht in die Originalakte schauen zu müssen.

6 Warum Pflegekräfte mehr tun, als sie müssen

Wie Sie bereits gelesen haben, gibt es nicht viele schriftlich verankerte Anforderungen an die Pflegedokumentation. Das meiste, was Sie bisher gehört haben, sind persönliche Meinungen Einzelner. Meinungsfreiheit ist in Deutschland glücklicherweise ein Grundrecht. Ein Problem gibt es nur, wenn die persönliche Meinung Einzelner als die allein gültige Wahrheit verkauft wird.

Bedenken Sie bitte, jeder MDK-Prüfer fängt mit dem Wissen beim MDK an, das er bis dato erlangt hat. War der Prüfer bisher der Meinung, man müsse eine Planung alle acht Wochen evaluieren, so wird er dies auch bei seinen Prüfungen fordern. Wer vor seiner Tätigkeit beim MDK lange als Hygienefachkraft tätig war, wird dieses Steckenpferd auch in seinen Prüfungen reiten. Das ist menschlich. Wir sind alle von Erfahrungen und Wissen geprägt und eingeübte Routinen stellen wir nicht mehr in Frage. Selbst wenn Prüfer eingearbeitet werden, wird das meiste Grundwissen bereits vorausgesetzt. Deshalb können Einrichtungen auch drei MDK-Prüfer mit drei völlig unterschiedlichen Ansichten erleben.

Eine PDL lernt in ihrer Weiterbildung vieles. Die Weiterbildung reicht von 460 Basisstunden bis 1800 Stunden. Auch hier sollte hinsichtlich der Inhalte ein Unterschied in der Qualität erkennbar sein. Zudem lernt eine PDL alles Mögliche, aber kein Grundwissen mehr.

Beachten Sie bitte auch, dass Ärzte, die beim MDK oder der Heimaufsicht eingesetzt werden, die Erstellung von Pflegeplanungen nicht gelernt haben. Sie werden nach bestem Wissen und Gewissen vorgehen. Heimaufsichtsmitarbeiter müssen auch nicht zwingend Pflegefachkräfte sein. Sie können völlig anderen Professionen angehören, von der Sozialarbeit über die Verwaltung bis zur Medizin. Lassen Sie mich daher die wichtigsten gültigen schriftlichen Anforderungen im Einzelnen aufführen. Doch zuvor geht es um die Basis des Ganzen.

Fazit Die Grundlage

Schon seit jeher musste ein **einheitliches Pflegedokumentationssystem** vorliegen. Das bedeutet, die Einrichtung sucht sich ihr Dokumentationssystem selbst aus, ob elektronisch oder auf Papier. Es besteht auch die Möglichkeit, Papiere von verschiedenen Herstellern und auch Eigenkreationen miteinander zu kombinieren. Einheitlich bedeutet aber: Bei allen Pflegebedürftigen werden die gleichen Papiere eingesetzt.

Bei der Einführung des Strukturmodells ist lediglich der SIS®-Bogen vorgeschrieben, alles andere entscheidet jede Einrichtung selbst. Wir dürfen gespannt in die Zukunft schauen, da nun die Trägerverbände der Pflege das Strukturmodell hoheitlich verwalten und weiterführen. Ich persönlich glaube nicht an das Weiterbestehen des Strukturmodells in seiner jetzigen Form. Andreas Westerfellhaus ist skeptisch und finanziert drei erklärende Filme.[8]

Es wird unter den Verbänden Streit geben. Es werden Vordrucke verändert werden, ergänzt werden und es wird mit Sicherheit der nächste Dokumentationswahnsinn erarbeitet. Denn irgendjemand will immer etwas mehr, etwas anders, etwas aus seiner Sicht Besseres. Dieses Denken ist legitim und auch sinnvoll. Ich halte nichts davon, dass alle Einrichtungen in Deutschland in das gleiche »Korsett« gezwängt werden. Ich halte aber viel von Vielfalt, eigenen Anpassungen und Kreationen. Wir sind nun mal alle anders, warum sollten wir uns dann alle in der gleichen Kluft wohlfühlen?

---

[8] Sitzung des Lenkungsgremiums am 23. September 2019

Weder in den Prüfbögen ambulant noch stationär finden sich Hinweise darauf, wie ein Dokumentationssystem aussehen soll, welche Vordrucke benötigt oder erwünscht sind. Die Worte »Anamnese«, Ernährungsprotokoll, Trinkprotokoll oder »Biografievordruck« tauchen nicht einmal mehr in den Prüfkatalogen auf. Das Wort »Pflegeplanung« nur im Vorwort und dann noch mit dem Verweis, dass die Pflegeplanung und Dokumentation eine handlungsleitende professionelle Tätigkeit der Mitarbeiter in der Pflege sichern soll. Ich würde bspw. auf ein Anamneseblatt ebenso verzichten wie auf ein Biografieblatt (▶ Kap. 8.2).

6.1 Das Stammblatt

Aus dem MDK-Prüfbogen ergeben sich keine inhaltlichen Anforderungen zum Führen eines Stammblattes. Sie können also auf dem Stammblatt beliebig viele Daten in beliebiger Art und Weise erheben. Natürlich ist ein Stammblatt sinnvoll und sollte bestimmte Stammdaten enthalten: alle versicherungsrelevanten, verwaltungstechnischen und persönlich wichtigen Daten und Fakten über einen Pflegebedürftigen (z. B. Personalien, Kostenträger, Religion, ärztliche Versorgung). Darüber hinaus ist es sinnvoll, dass das Stammblatt organisatorische Informationen (Nachlassregelung, mitgebrachte Gegenstände, Verfügungen, freiheitseinschränkende Maßnahmen, Betreuungsregelungen etc.) beinhaltet. Das hängt aber immer davon ab, in welchem Umfang solche Daten benötigt werden. Eine ambulante Einrichtung, eine Tagespflegeeinrichtung und eine stationäre Einrichtungen haben hier völlig unterschiedliche Bedürfnisse.

Tipp
Es ist am besten, wenn dieses Stammblatt in der Verwaltung oder vom Mitarbeiter des Sozialen Dienstes in einer Einrichtung in Zusammenarbeit mit dem Pflegebedürftigen und/oder dessen Angehörigen und den Bezugspersonen bei der Aufnahme ausgefüllt wird.

6.2 Die Anamnese

Wie beim Stammblatt, so gibt es auch für die Anamnese keine Vorschriften. Also muss es kein separates Anamneseblatt geben. Es wird auch nirgendwo gesagt, was in einer Anamnese stehen soll. Unstrittig ist aber, dass eine Informationssammlung stattfinden muss, denn die erste Informationssammlung leitet den Pflegeprozess ein. Ob diese Informationssammlung über einen Anamnesebogen, eine erste Planung die SIS® oder anderweitig geschieht, ist nirgends festgelegt.
In den Prüfbögen, ambulant wie stationär, gibt es keinen Hinweis auf Anamnesevordrucke. Es ist somit Sache der Einrichtung, welches Dokumentationssystem genutzt wird und ob es überhaupt noch Anamnesevordrucke gibt.

Ich rate jedem sofort zu Beginn des pflegerischen Auftrags Informationen über den Kunden zu sammeln. Dies ist insbesondere in den Risikobereichen unabdingbar. Es ist wichtig, Informationen zum Dekubitus-, Sturz- und/oder Ernährungsrisiko etc. zu sammeln und damit nicht erst Tage und Wochen zu warten.

Tipp

Handeln Sie unverzüglich! Wenn Sie heute einen neuen Kunden aufnehmen, sollten Sie auch heute noch die Risiken einschätzen – anhand der vorliegenden, vielleicht noch dürftigen Informationen. Denn wenn der Kunde morgen einen Schaden erleidet, sollte das Risiko nicht unbemerkt geblieben sein.

Obwohl es keine Vorschrift für einen Anamnesebogen gibt, kenne ich nur wenige Pflegeeinrichtungen in Deutschland, die auf einen separaten Anamnesebogen verzichten.

Wahrscheinlich ist der Anamnesebogen ein Relikt aus früheren Zeiten. In den ersten beiden MDK-Prüfkatalogen aus 1996 und 2000 standen detaillierte Angaben zur Pflegeanamnese und Ist-Erhebung. Obwohl diese Anforderung schon lange nicht mehr existiert, wird die Tradition des Anamnesebogens weiter gepflegt. Es gibt sogar Einrichtungen, die ihre Mitarbeiter beauftragen, die Anamnese einmal jährlich neu zu schreiben. Sinn und Zweck dieses Unternehmens sind mir nicht bekannt, denn in diesen Anamnesen steht das Gleiche wie in der Pflegeplanung. Zudem gilt es zu beachten, was das Wort »Anamnese« bedeutet, nämlich »Vorgeschichte«. In der Pflegeanamnese, dem ersten Schritt im Pflegeprozess, werden Informationen zur aktuellen und vergangenen Pflegesituation gesammelt. Die Anamnese spiegelt also den Status vor Aufnahme bzw. vor Beginn der Pflege wider. Deshalb sollte die Anamnese am Tag der Aufnahme, spätestens jedoch bei Beginn der Pflege ausgefüllt werden.

Die Anamnese stellt also den Zustand bei Aufnahme der Pflegetätigkeit fest, als sogenannten Ist-Zustand. Dieser Ist-Zustand wird nicht überarbeitet oder ergänzt, denn das würde den ursprünglichen Zustand verfälschen. In der Anamnese nehmen Sie die vorliegenden Fakten so auf, wie sie am Tag der Pflegeaufnahme wahrgenommen wurden. Es kann natürlich sein, dass dieser Aufnahmezustand bereits nach wenigen Tagen oder Wochen nicht mehr zutrifft. Das macht aber nichts, denn der aktuelle Pflegezustand wird in der Pflegeplanung festgehalten. Änderungen jeglicher Art gehören also in die Pflegeplanung. Somit kann der Gesundheits- und Pflegezustand zum Zeitpunkt der Aufnahme jederzeit transparent gemacht werden. Oft wird dies von Pflegekräften oder auch prüfenden Instanzen völlig missverstanden, weil sie nicht erkennen, dass die Aktualität des Zustands in der Pflegeplanung vorliegt. Vorausgesetzt natürlich, dass die Pflegeplanung sinnvoll und kompetent geführt wird.

Fazit

Wer Pflegeplanungen zu Beginn der Pflege mit den vorhandenen Informationen füllt, spart sich eine Anamnese.

Wer auf das Strukturmodell umgestellt hat, hat quasi Informationssammlung und Planung vereint und muss daher natürlich auch nichts anderes führen.

6.3 Medizinische Verordnungen, Behandlungspflege und ärztliche Verordnungen

Dass ärztliche Anordnungen schriftlich aufgenommen werden müssen, ist unstrittig. Die Art und Weise, in der das getan wird, bleibt aber jeder Einrichtung selbst überlassen. Die Tatsache, dass die ärztliche Anordnung irgendwo schriftlich hinterlegt sein muss, bedeutet auch nicht, dass ein Arzt die Anordnung gegenzeichnen muss. Das ist auch im MDK-Prüfbogen zur Prüfung der Qualität so beschrieben. Der Arzt muss jede Anordnung und Verordnung schriftlich tätigen, dies ist in seiner Muster-Berufsordnung geregelt. Damit ist aber nicht gesagt, dass diese An- und Verordnungen in einer Dokumentation gemacht werden müssen. Das bedeutet: Ein Rezept ist bereits eine Anordnung. Wenn der Arzt auf dem Rezept oder einem Zettel dann noch die Dosierung notiert, hat er bereits seine Pflicht und Schuldigkeit getan.

Es gibt derzeit kein Gesetz und keine Bestimmung, die den Arzt dazu verpflichten, in der Pflegedokumentation ein Medikament abzuzeichnen. Im Zuge einer guten Zusammenarbeit sollten die Ärzte dennoch gebeten werden, die Anordnung in der Pflegedokumentation abzuzeichnen. Wollen sie das nicht tun, so sollten sie auf dem Rezept, einem Zettel oder einem Ausdruck aus dem Praxis-PC die aktuelle Medikation und Verordnung schriftlich eindeutig regeln.

6.4 Durchführungs- bzw. Leistungsnachweis

Die erbrachten Leistungen sind zu dokumentieren – das gilt bei der klassischen Pflegeplanung für alle Leistungen, im Strukturmodell nur für die Behandlungspflege. Aber wie bei anderen Dokumentationsblättern auch, gibt es hier keine Vorgabe für die Inhalte oder Gestaltung dieser Nachweise. Die Einrichtungen können selbst entscheiden, ob sie ein DIN-A3-Blatt pro Schicht verwenden und so am Vormittag 17 Handzeichen pro Kunde leisten, oder ob sie diese 17 Einzelleistungen zusammenfassen und mit zwei oder drei Handzeichnen bestätigen (▸ Tab. 5).

Aus dem MDK-Prüfbogen zur Prüfung der Qualität ergeben sich keine Verpflichtungen zum Nachweis von Leistungen. Was auch immer eine Einrichtung an Leistungsnachweisen führt, ist hausgemacht. Lediglich ambulante Dienste haben für die Abrechnung bestimmte Regularien zu erfüllen. 6

Im Rahmen der Umsetzung des Strukturmodells werden nur Nachweise für die Behandlungspflege und die Lagerung benötigt. Für Grundpflege und Betreuung bedarf es keinerlei Einzelnachweise: *»Mit den schriftlichen Verfahrensanleitungen ist Transparenz im Leistungsgeschehen gewährleistet, sind fachliche Aspekte der Pflege und Betreuung beachtet und somit die Grundlage geschaffen, um im Pflegebericht »nur« noch die Abweichungen von der »Routine« zu dokumentieren.«*[9]

Einrichtungen, die nicht aufs Strukturmodell umgestellt haben, nutzen in aller Regel noch Leistungsnachweise für alle Bereiche der Pflege und Betreuung. Hier kann man sicher gut Päckchen schnüren und verkürzen (▸ Tab. 5).

---

9 Der Bevollmächtigte..., S. 82

Tab. 5: 17 Handzeichen oder doch nur eines?

<table>
<tr><th colspan="2">Vorher</th><th colspan="2">Nachher</th></tr>
<tr><th>Leistung</th><th>Handzeichen</th><th>Leistung</th><th>Handzeichen</th></tr>
<tr><td>Aufstehen aus dem Bett</td><td>JK</td><td>Aufstehen aus dem Bett</td><td rowspan="10">JK</td></tr>
<tr><td>Hilfe beim Gehen (zum Bad)</td><td>JK</td><td>Hilfe beim Gehen (zum Bad)</td></tr>
<tr><td>Wasser lassen</td><td>JK</td><td>Wasser lassen</td></tr>
<tr><td>Inkontinenzmaterial-wechsel</td><td>JK</td><td>Inkontinenzmaterial-wechsel</td></tr>
<tr><td>Entkleiden</td><td>JK</td><td>Entkleiden</td></tr>
<tr><td>Ganzkörperwäsche</td><td>JK</td><td>Ganzkörperwäsche</td></tr>
<tr><td>Eincremen/Hautpflege</td><td>JK</td><td>Eincremen/Hautpflege</td></tr>
<tr><td>Ankleiden</td><td>JK</td><td>Ankleiden</td></tr>
<tr><td>Zahnprothese reinigen</td><td>JK</td><td>Zahnprothese reinigen</td></tr>
<tr><td>Rasur</td><td>JK</td><td>Rasur</td></tr>
<tr><td>Haare kämmen</td><td>JK</td><td>Haare kämmen</td><td rowspan="7">JK</td></tr>
<tr><td>Dekubitusprophylaxe</td><td></td><td>Dekubitusprophylaxe</td></tr>
<tr><td>Intertrigoprophylaxe</td><td></td><td>Intertrigoprophylaxe</td></tr>
<tr><td>Sturzprophylaxe</td><td></td><td>Sturzprophylaxe</td></tr>
<tr><td>Bett machen</td><td>JK</td><td>Bett machen</td></tr>
<tr><td>Zum Frühstückstisch begleiten</td><td>JK</td><td>Zum Frühstückstisch begleiten</td></tr>
<tr><td>Frühstück richten</td><td>JK</td><td>Frühstück richten</td></tr>
<tr><td>Medikamente verabreichen</td><td>GT</td><td>Medikamente verabreichen</td><td>GT</td></tr>
</table>

6.4.1 Ambulant

Hier die Originalfragen aus dem MDK-Prüfkatalog[10], die sich mit den nachzuweisenden Leistungen befassen:

- **1.2 Erfassung von und Reaktion auf Risiken und Gefahren.** Hier muss die Erfassung schriftlich erfolgen, ebenso wie die Beratung.
- **1.3 Erfassung von und Reaktion auf Anzeichen einer Destabilisierung der Versorgungssituation:** Hier muss die Erfassung schriftlich erfolgen, ebenso wie die Beratung.
- **2.1 Unterstützung im Bereich der Mobilität:** Hier muss insbesondere die Beratung bei Risiken (Sturz, Dekubitus, Kontraktur, Thrombose etc.) nachgewiesen werden.
- **2.4 Unterstützung bei Verhaltensauffälligkeiten und psychischen Problemlagen:** Hier muss die Erfassung schriftlich erfolgen, ebenso wie die Beratung und Anleitung der Angehörigen.
- **2.5 Unterstützung bei der Körperpflege:** Hier muss die individuelle Versorgung nachgewiesen werden.
- **2.8 Unterstützung bei der Gestaltung des Alltagslebens sowie bei der Aufrechterhaltung und Förderung sozialer Kontakte:** Hier muss eine individuelle Tagestruktur schriftlich vorliegen, wenn der Pflegedienst Leistungen der Betreuung verkauft.
- **2.9 Anleitung und Beratung pflegender Angehöriger zur Verbesserung der Pflegekompetenz:** Hier müssen insbesondere Beratung und Anleitung der Angehörigen nachweislich durchgeführt werden.
- **2.10 Anleitung und Beratung des pflegebedürftigen Menschen zur Verbesserung der Selbstpflegekompetenz:** Wie oben, Beratung und Anleitung.
- **2.11 Schmerzmanagement:** Wenn ein Klient Schmerzen hat, muss dieser notiert und die Handlung nachvollziehbar dokumentiert sein.
- **3. Verordnete Behandlungspflege:** Die Verordnung muss vorliegen und die Umsetzung nachvollziehbar sein.

6

[10] Büscher A, Wingenfeld K et al. (2018): Entwicklung der Instrumente und Verfahren für Qualitätsprüfungen nach §§ 114 ff. SGB XI und die Qualitätsdarstellung nach § 115 Abs. 1a SGB XI in der ambulanten Pflege. Abschlussbericht, Osnabrück/Bielefeld

6.4.2 Stationär

Hier die Originalfragen aus dem MDK-Prüfkatalog, die sich mit nachzuweisenden Leistungen befassen:

- **1.1 Unterstützung im Bereich der Mobilität:** Hier müssen insbesondere die Risiken und Maßnahmen (Sturz, Dekubitus, Kontraktur, Thrombose etc.) nachgewiesen werden.
- **1.2 Unterstützung bei der Ernährung und Flüssigkeitsversorgung:** Bestehende Risiken sind ebenso zu dokumentieren wie die geplanten Maßnahmen.
- **1.3 Unterstützung bei Kontinenzverlust, Kontinenzförderung:** Hier sind der Kontinenzstatus und die Folgemaßnahmen zu dokumentieren.
- **1.4 Unterstützung bei der Körperpflege:** Es muss ein individueller Maßnahmenplan vorliegen und bei vorliegenden Hautproblemen müssen diese auch dokumentiert werden.
- **Bereich 2: Unterstützung bei der Bewältigung von krankheits- und therapiebedingten Anforderungen und Belastungen:** Die verordnete Behandlungspflege sowie die bestehende Schmerzproblematik müssen nachvollziehbar dokumentiert werden.
- **3.1 Unterstützung bei Beeinträchtigungen der Sinneswahrnehmung:** Die Einschränkungen der Seh- und Hörbeeinträchtigung und die damit einhergehenden Folgen im Alltag müssen hinterlegt sein.
- **3.2 Unterstützung bei der Tagesstrukturierung, Beschäftigung und Kommunikation:** Ohne eine schriftliche Tagesstruktur geht es hier nicht. Diese muss insbesondere die Betreuung und den Tagesablauf enthalten.
- **3.3 Nächtliche Versorgung:** Hier bedarf es einer individuellen Bedarfsermittlung – Was wird an Leistung für den Klienten in der Nacht wirklich benötigt? Routinekontrollgänge sind ebenso wenig geeignet wie Routine- Toilettengänge etc., um diesen Punkt zu erfüllen. Es geht um die Individualität der Versorgung.
- **4.3 Unterstützung von Bewohnern mit herausforderndem Verhalten und psychischen Problemlagen:** Es müssen Verhalten und deren Ursachen dokumentiert sein. Ebenso bedarf es einer individuellen Vorgehensweise bei Verhaltensproblematiken, damit der Klient sich dennoch wohlfühlen kann.

- **4.4 Freiheitsentziehende Maßnahmen**: Hier wird wichtig zu dokumentieren wann und warum eine Maßnahme ergriffen wird. Es muss klar dargestellt werden, dass die Maßnahme alternativlos war. Insbesondere bei sedierenden Medikamenten ist das eine echte Herausforderung für die Pflegekraft.

Tipp
Entscheiden Sie selbst: Quittieren Sie Ihre Nachweise zu den o. g. Fragen transparent, aber so, wie Sie es für richtig halten. Nutzen Sie dazu den Nachweis, der für Sie der Beste ist. Es gibt keine Vorschriften für Nachweise, Tagesstruktur, Beratungsprotokolle etc.

6.5 Der Pflegebericht

Der Pflegebericht ist ein Sammelsurium für alles und nichts. Dort werden Informationen und Probleme gesammelt (Rötungen, Schmerzen, Wohlbefinden der Kunden), aber auch Leistungen nachgewiesen (Verbandwechsel durchgeführt, geduscht, Bett bezogen). Weiterhin werden nicht pflegerelevante Beobachtungen eingepflegt (Hinweise auf den vernachlässigten Haushalt, den Hund, der auf das Sofa uriniert hat, oder die Tochter, die wieder nur zum Geldabholen kommt). Der MDK-Prüfbogen zur Qualität ist leider wenig ergiebig, wenn es um die Anforderungen an einen professionellen Pflegebericht geht.

Info
In den Prüfkatalogen taucht das Wort »Pflegebericht« nicht einmal mehr auf. Es ist also aus den Prüffragen herauszulesen, was mit dem Bericht zu tun hat.

6.5.1 Ambulant

Da es keine speziellen Fragen zum Bericht gibt, müssen Sie Zusammenhänge erkennen und wissen, wo ein Bericht wichtig werden könnte. Der Bericht ist insbesondere bei folgenden Fragen von Relevanz:

- 1.1 Aufnahmemanagement (das ist schon der erste Berichtseintrag)
- 1.2 Erfassung von und Reaktion auf Risiken und Gefahren (Was wird vor Ort beobachtet?)
- 1.3 Erfassung von und Reaktion auf Anzeichen einer Destabilisierung der Versorgungssituation (Was ist im Haushalt erkennbar und offensichtlich?)
- 2.1 Unterstützung im Bereich der Mobilität
- 2.2 Unterstützung bei beeinträchtigter Kognition
- 2.3 Unterstützung im Bereich der Kommunikation
- 2.4 Unterstützung bei Verhaltensauffälligkeiten und psychischen Problemlagen
- 2.5 Unterstützung bei der Körperpflege
- 2.6 Unterstützung bei der Nahrungs- und Flüssigkeitsaufnahme
- 2.7 Unterstützung bei der Ausscheidung
- 2.8 Unterstützung bei der Gestaltung des Alltagslebens sowie bei der Aufrechterhaltung und Förderung sozialer Kontakte
- 2.9 Anleitung und Beratung pflegender Angehöriger zur Verbesserung der Pflegekompetenz
- 2.10 Anleitung und Beratung des pflegebedürftigen Menschen zur Verbesserung der Selbstpflegekompetenz
- 2.11 Schmerzmanagement

Info

In allen Fragen aus dem Bereich 2 sind möglichweise Auffälligkeiten zu beobachten und entsprechend im Bericht als Feststellung zu dokumentieren. Ebenso der Verlauf und der Abschluss zu bestimmten Vorkommnissen gehört in den Pflegebericht.

- Bereich 3: Maßnahmen im Rahmen ärztlich verordneter Leistungen

Info

Zur Behandlungspflege müssen Sie nur berichten, wenn es Auffälligkeiten, Abweichungen und Besonderheiten gibt. Ansonsten steht im Bericht nichts zur Behandlungspflege.

6.5.2 Stationär

6

Auch stationär taucht das Wort »Pflegebericht« im Prüfkatalog nicht mehr auf. Aber wie ambulant gibt es Prüffragen, die unbedingt mit dem Bericht zu koppeln sind:

- 1.1 Unterstützung im Bereich der Mobilität
- 1.2 Unterstützung bei der Ernährung und Flüssigkeitsversorgung
- 1.3 Unterstützung bei Kontinenzverlust, Kontinenzförderung
- 1.4 Unterstützung bei der Körperpflege

Info

Im Bereich 1, der Unterstützung bei der Mobilität und Selbstversorgung, geht es darum, dass Auffälligkeiten und Besonderheiten zu den Bereichen dokumentiert werden. Erstmalige Vorkommnisse oder Abweichungen finden im Bericht Platz.

- Bereich 2: Unterstützung bei der Bewältigung von krankheits- und therapie-bedingter Anforderungen und Belastungen

Info

Zur Behandlungspflege müssen Sie nur berichten, wenn es Auffälligkeiten, Abweichungen und Besonderheiten gibt. Ansonsten steht im Bericht nichts zur Behandlungspflege.

- 3.1 Unterstützung bei Beeinträchtigungen der Sinneswahrnehmung
- 3.2 Unterstützung bei der Tagesstrukturierung, Beschäftigung und Kommunikation
- 3.3 Nächtliche Versorgung

Info

Zum Bereich 3, Unterstützung bei der Gestaltung des Alltagsleben und der sozialen Kontakte, wird im Allgemeinen eher weniger im Bericht vermerkt. Aber auch hier gibt es gerade zu Beginn eines pflegerischen Auftrages, also nach dem Einzug, viel zu beobachten, was im Bericht dokumentiert werden sollte.

- 4.1 Unterstützung des Bewohners in der Eingewöhnungsphase nach dem Einzug
- 4.2 Überleitung bei Krankenhausaufenthalten
- 4.3 Unterstützung von Bewohnern mit herausforderndem Verhalten und psychischen Problemlagen
- 4.4 Freiheitsentziehende Maßnahmen

Info

Gerade in diesem letzten Prüfbereich, dem Bereich 4, Unterstützung in besonderen Bedarfs- und Versorgungssituation, muss der Bericht jeweils der Ausgangspunkt sein für Feststellungen und den nachfolgenden Verlauf, der sich dann später in der Planung/SIS® widerspiegelt.

Dass darüber hinaus weitere sinnvolle Aspekte in einem Pflegebericht stehen können, ist unstrittig. Zum Beispiel:

- Hinweise auf das Befinden der Kunden,
- Hinweise auf wichtige Veränderungen und Beobachtungen,
- Reaktion der Pflegekräfte bei Feststellung von Veränderungen (körperlich, geistig, seelisch),
- Reaktion des Pflegebedürftigen auf die Maßnahme,
- Wirkungsbeurteilungen von ergriffenen Maßnahmen,
- Verlauf bei Ereignissen etc.

Da es keine weitreichenden Vorschriften über die Inhalte eines Pflegeberichts gibt, können wir auch nirgends nachlesen, wie oft nun dokumentiert werden muss. Einmal am Tag, einmal pro Pflegeeinsatz oder einmal pro Woche? Ich halte Vorgaben bezüglich der Häufigkeit für unsinnig. Einige Mitarbeiter denken nicht mehr prozesshaft und fangen unter Druck an, Floskeln einzutragen. Wer mit dem Druck, jetzt etwas eintragen zu müssen, an den Bericht herangeht, schreibt etwas, damit es geschrieben ist. Das ergibt dann unnötige und manchmal auch unsinnige Einträge. Allerdings habe ich auch kein Verständnis dafür, wenn man einen Menschen eine Woche lang versorgt, aber nicht einmal einen kleinen Eintrag zum Befinden des Kunden niederschreibt. Schließlich sagen wir doch alle, dass es den Kunden gut gehen soll. Wenn wir das ernst meinen, sollten wir den Kunden auch fragen, wie es ihm geht und das Ergebnis dokumentieren.

Fazit **Nur dokumentieren, wenn es nötig ist**

Wer behauptet, ein Teil der Entbürokratisierung läge auch darin, Berichte nur zu führen, wenn etwas vorgefallen sei, erliegt einem Irrtum. Es gab noch nie die Pflicht, wöchentlich, täglich oder häufiger im Bericht zu dokumentieren. Man musste von jeher im Bericht nur dann dokumentieren, wenn es etwas zu berichten gab. Wenn es nichts gab, musste nichts geschrieben werden. Das Strukturmodell ändert somit überhaupt nichts an der Berichtsführung.

Tab. 6: Kurzer Überblick über sinnige und unsinnige Einträge im Bericht

Sinnvolle, wichtige Inhalte	Vermeidbare, unnötige Einträge
• Befindlichkeit des Kunden • Beobachtungen über geistige/seelische/körperliche Veränderungen • Verlaufsbeschreibung nach Vorkommnissen • Wirkung der pflegerischen Maßnahmen, Reaktion auf Pflegemaßnahmen, die ergriffen wurden bei Besonderheiten • Änderungen von geplanten Maßnahmen, also Erbringung ungeplanter Maßnahmen	• Eintragung bereits geplanter Maßnahmen, die man auf Nachweisen abzeichnen kann • Wertungen, persönliche Meinungen (z. B. gut drauf, unkooperativ, aggressiv) • Wenig aussagefähige Begriffe und Zeichen sowie interpretationsfähige Begriffe (z. B. ausreichend, regelmäßig, unruhig, desorientiert) • Nicht pflegerelevante Beobachtungen (Tochter war betrunken) • Verboten ist zudem das Vorgreifen der ärztlichen Diagnosestellung (z. B. Harnwegsinfekt, Pilz, Grippe) und eigenmächtige Therapien (z. B. Salben ohne Anordnung)

6.6 Risikoerhebung Dekubitusgefahr

Bereits seit der 1. Aktualisierung des nationalen Expertenstandards Dekubitusprophylaxe in der Pflege steht fest: Keine der bisher eingesetzten Skalen (Braden, Norton etc.) lässt eine seriöse, prospektive Einschätzung des Dekubitusrisikos zu. Hieran hat auch die 2. Aktualisierung 2017 nichts geändert.

Das wussten die praktizierenden Fachkräfte schon lange. Die Bradenskala besagt nicht, ob jemand an der Ferse, am Beckenknochen oder an anderen Stellen gefährdet ist und warum.

Die Gefährdungspotenziale, die gefährdete Stelle am Körper und die Ursache dafür mussten die Pflegefachkraft schon immer ohne Hilfe einer Skala erkennen. Nach aktuellen Erkenntnissen muss das Dekubitusrisiko aller Kunden, bei denen ein Risiko nicht ausgeschlossen werden kann, unmittelbar bei Beginn des pflegerischen Auftrages erhoben werden und zwar systematisch. Das bedeutet, die Fachkraft schaut systematisch nach druckverursachenden Faktoren beim Kunden: sofort bei Pflegebeginn und danach bei Veränderungen und im Rahmen einer Evaluation.

Wenn es keinen ungünstigen, längeren Druck auf ein Körperareal gibt, weil der Kunde sich im Bett umfassend selbst bewegt und nicht längere Zeit unbeweglich sitzt, so kann das Dekubitusrisiko auch ausgeschlossen werden. Dies müsste aber unbedingt auch so dokumentiert und begründet werden.

So wird es in dem Prüfbogen stationär in bestimmten Fragen als Defizit gewertet, wenn zum Dekubitus oder dessen Risiko nicht korrekt dokumentiert wurde:

- 1.1 Unterstützung bei der Mobilität und Selbstversorgung:
  - Mobilitätsbeeinträchtigungen bei der Frage nach erhöhtem Sturz- oder Dekubitusrisiko unberücksichtigt blieben.«
- 1.4 Unterstützung bei der Körperpflege:
  - »Auffälligkeiten des Hautzustands bei der Einschätzung des Dekubitusrisikos unberücksichtigt blieben.«

In der ambulanten Pflege lauten die Fragen:

- 2.5 Unterstützung bei der Körperpflege
- 3. Medizinische Verordnung bei Vorliegen eines Dekubitus

Tipp

Nehmen Sie alle Skalen aus der SIS® bzw. Dokumentation heraus. Stattdessen muss in jeder Pflegeplanung/Maßnahmenplanung ein Hinweis hinein, ob der Kunde im Sitzen oder Liegen einem Druck auf ein Körperareal ausgesetzt ist, den er selbst nicht lösen kann. Ist dies nicht der Fall, sollte die Ressource dargestellt werden, z. B.: »Sitzt im Rollstuhl nicht länger auf derselben Stelle; kann selbst Druckentlastung durchführen.« Oder: »Kann im Bett seine Position umfassend selbst wechseln.«

Wenn beim Kunden Druck auf eine Körperstelle ausgeübt wird, so muss dies in der Pflegeplanung ebenfalls klar beschrieben werden, wie auch die dazugehörige Prophylaxe für dieses Körperareal.

6.7 Risikoerhebung Mangelernährung

Assessments zur Risikoerfassung Mangelernährung gibt es viele. Im nationalen Expertenstandard »Ernährungsmanagement zur Sicherung und Förderung der oralen Ernährung in der Pflege« sind für die Altenhilfe folgende drei empfohlen:

1. MNA (Mini Nutritional Assessment), empfohlen für geriatrische Einrichtungen
2. MUST (Malnutrition Universal Screening Tool), empfohlen für ambulante Bereiche
3. PEMU (pflegerische Erfassung von Mangelernährung und deren Ursachen), empfohlen für die Langzeitpflege

Es macht auch hier Sinn, dem Rat der Experten zu folgen und eine solche Erhebung vorzunehmen. Wie bei der Dekubitusrisikoerfassung gibt es keine klare Vorschrift, mit welchem Instrument wie oft bei welchem Kunden gearbeitet werden soll. Deshalb empfehle ich auch hier eine äußerst individuelle Vorgehensweise.

Neben der Ermittlung des Gewichts ist es viel wichtiger, zunächst zu schauen, wie es zu dem Ergebnis kam. War ein Kunde immer schon von zierlicher Gestalt, müssen Sie keinen großen Aufstand machen, Zusatzkost bestellen, den Arzt informieren und den Kunden mit reichlichem Essen quälen. Einrichtungen, die ihre Aktivitäten rund um die Ernährung nur an Assessments oder am BMI festmachen, versorgen ihre Kunden nicht individuell und nicht den Vorgaben entsprechend. Wer als Einrichtung den Mitarbeitern sagt, unter einem bestimmten BMI müsse gehandelt werden, versäumt mitunter etwas oder handelt übertrieben. Bei Menschen, die schon immer zierlich waren und einen BMI um 17 haben, müssen Sie keinerlei Maßnahmen ergreifen. Anders ist das bei einem Menschen, der einen BMI von 31 hatte und nun einen von 26 hat. Hier müssen sofort Aktivitäten erfolgen, um zu ergründen, warum die Gewichtsabnahme stattfand und wie weitere Verluste aufgehalten werden können. 6

Info
Für Menschen mit Fehlernährung mit der Folge von Übergewicht ist der nationale Expertenstandard im Übrigen nicht gültig. Es geht um ungewollte Gewichtsverluste von mehr als 5 Prozent in ein bis drei Monaten bzw. mehr als 10 Prozent in sechs Monaten

In den Prüfkatalogen ambulant wie stationär gibt es keine Frage zum BMI. Ambulant taucht der Begriff nicht einmal mehr auf. Stationär lediglich an einer Stelle, der Informationssammlung des Prüfers.

Das Vorgehen in den neuen Prüfkatalogen ist logisch, denn selbst im Expertenstandard lesen wir: »*Die Expertengruppe weist darauf hin, dass einzelne anthropometrische Werte, wie z. B. das Gewicht oder der Body Mass Index (BMI) in einem Screening-Verfahren nicht überbewertet werden dürfen und stets mit anderen Parametern zur Risikoerfassung für Mangelernährung in Beziehung gebracht werden müssen. In einzelnen Fällen können isoliert betrachtete Parameter sogar zu Fehlinterpretationen führen. So lässt ein niedriger BMI nicht immer eindeutig auf eine Mangelernährung schließen, wiederum kann auch bei einem hohen BMI eine Mangelernährung nicht ausgeschlossen werden. Der BMI ist unabhängig vom Nahrungszustand … nicht aussagekräftig.«*[11]

Tipp

Nutzen Sie einen Bogen zur Ermittlung des Ernährungsverhaltens. Ermitteln Sie das Gewicht, wo es möglich ist, aber überbewerten Sie die Ergebnisse nicht. Wichtiger ist, in welchem Zustand ein Kunde zu Ihnen in die Einrichtung oder zum Pflegedienst kam. Wie geht es ihm in seiner aktuellen Gesamtsituation mit seinem Gewicht und: Will er an seiner Situation etwas ändern?

Wer auf das Strukturmodell umgestellt hat, kann in der SIS®-Matrix sein Kreuz bei »ja« oder »nein« machen. Ich rate dennoch, sich zum Ernährungszustand zu positionieren, sodass jedes »ja« oder »nein« in der Matrix auch schlüssig erläutert ist.

Die Expertengruppe Ernährungsmanagement des DNQP empfiehlt, auch für Menschen in der häuslichen bzw. ambulanten Pflege im Rahmen des Erstkontakts eine Einschätzung (Screening) zur Mangelernährung durchzuführen und diese alle drei Monate zu wiederholen. Eine erneute Einschätzung muss nach Ereignissen wie z. B. fieberhaften Infektionskrankheiten, aber auch einschneidenden Lebensereignissen (Tod des Partners) erfolgen. Dabei sollten einzelne anthropometrische Werte, wie das Gewicht oder der BMI (Body Mass Index), in einem Screening-Verfahren nicht überbewertet

---

11 Deutsches Netzwerk für Qualitätsentwicklung in der Pflege (Hrsg.) (2005): Expertenstandard Ernährungsmanagement zur Sicherstellung und Förderung der oralen Ernährung in der Pflege Expertenstandard Schmerzmanagement in der Pflege bei akuten oder tumorbedingten chronischen Schmerzen, 1. Aktualisierung 2017, Osnabrück, S. 24

werden. Im Bereich der ambulanten Pflege ist zu berücksichtigen, dass eine Gewichtskontrolle in der häuslichen Umgebung aufgrund fehlender geeigneter Personenwaagen häufig nur sehr eingeschränkt möglich ist. Den Verlaufsbefunden und der Beurteilung des Gesamtbildes kommt in diesem Zusammenhang eine größere Bedeutung zu.

Fazit **Orientieren Sie sich nicht sklavisch am BMI**

Schauen Sie nach relevanten und ungewollten Gewichtsabnahmen, unabhängig davon, ob jemand 50 oder 130 Kilo wiegt.

6.8 Schmerzmanagement

Auch für das Schmerzmanagement gibt es mittlerweile zwei Expertenstandards. Diese beziehen sich auf akute bzw. chronische Schmerzen. Dennoch nimmt die MDK-Frage 2.11 Schmerzmanagement (ambulant) bzw. 2.2 Schmerzmanagement (stationär) auf den Expertenstandard Schmerzmanagement Bezug. Es kommt auf die Einrichtung an, wie sie diesen Expertenstandard einführt und ob sie das flächendeckend für alle Kunden tut.

Leider muss ich in meiner täglichen Arbeit oft feststellen, dass das Schmerzmanagement in einigen Einrichtungen noch immer nicht gut funktioniert. Da steht in der Pflegeplanung oder der SIS® einfach nur »hat Schmerzen«. Das zeigt, dass man sich nicht die Mühe gemacht hat, Zusammenhänge zu ergründen, das Auftreten der Schmerzen und die Häufigkeit sowie deren Intensität zu ermitteln. Dieser lapidare Umgang mit Schmerz setzt sich auch in Pflegeberichten fort, in denen einfach nur steht: »Frau M. hat Schmerzen.« Es erfolgt oft keine Reaktion, keine Info an den Arzt, teilweise werden noch nicht einmal die verordneten Bedarfsmedikationen nachvollziehbar verabreicht. Geschweige denn, dass man eine pflegerische Handlung erkennen könnte, wie etwa Zuwendung. Auch mit dem Verlauf nach Auftreten eines Schmerzes ist es in der Berichterstattung nicht weit her. Dann gibt es Kunden, die nachweislich während pflegerischer Tätigkeiten Schmerzen haben, doch auch hier wird schlecht oder verzögert, oft eben nicht adäquat reagiert. Dabei sind die MDK-Prüfbögen hier eindeutig.

Es wird erwartet, dass Sie sich den Schmerzen eines Pflegebedürftigen widmen. Hat dieser akute Schmerzen, muss umgehend gehandelt, die Schmerzen weiter eingeschätzt werden. Hat jemand chronische Schmerzen, so wird dieser als »stabil« oder »instabil« eingeschätzt. Jeder Pflegebedürftige, der Schmerzmittel einnimmt, wird als chronischer Schmerzpatient gesehen.

Info
Für jeden Pflegebedürftigen mit Schmerzmittel muss eine Einschätzung zur Schmerzsituation (stabil/instabil) vorliegen.

6.8.1 Ambulant

Ich empfehle, auftretende Schmerzen wie folgt zu klassifizieren:
- Schmerzlokalisation,
- Schmerzintensität,
- zeitliche Dimension (z. B. erstes Auftreten, Verlauf, Rhythmus),
- verstärkende und lindernde Faktoren,
- ggf. Auswirkungen auf das Alltagsleben,
- chronisch oder akut.

Info
Bei Pflegebedürftigen mit eingeschränkter Kommunikationsfähigkeit erfolgt eine systematische Schmerzeinschätzung mittels Beobachtung bzw. Angaben der Pflegepersonen/Angehörigen.

6.8.2 Stationär

Auch stationär ist zwischen akuten und chronischen Schmerzen zu unterscheiden und die entsprechende Erfassung zu tätigen. *»Akuter Schmerz ist ein plötzlich auftretender und einen begrenzten Zeitraum andauernder Schmerz, der in einem offensichtlichen und direkten Zusammenhang mit einer Gewebe- oder Organschädigung steht. Er nimmt eine lebenserhaltende Alarm- und Schutzfunktion ein, die sich auch durch physiologische Begleiterscheinungen zeigt. Dazu gehören u. a. der Anstieg des Blutdrucks, des Pulses und der Atemfrequenz.«*[12]

»Unter chronischem Schmerz ist ein andauernder oder intermittierender Schmerz jedweder Genese zu verstehen.«[13]

Es ist sicher sinnvoll, bei allen Klienten mit chronischen Schmerzen einmalig eine Erhebung durchzuführen, bei der die folgenden Kriterien beleuchtet werden:

- Schmerzlokalisation
- Schmerzintensität
- Schmerzqualität
- Zeitliche Dimension
- Verstärkende und lindernde Faktoren
- Auswirkungen auf das Alltagsleben

---

[12] Deutsches Netzwerk für Qualitätsentwicklung in der Pflege (Hrsg.) (2011b). Expertenstandard Schmerzmanagement in der Pflege bei akuten Schmerzen. 1. Aktualisierung. Osnabrück, S. 7

[13] Vgl. Deutsches Netzwerk für Qualitätsentwicklung in der Pflege (Hrsg. (2015). Expertenstandard Schmerzmanagement in der Pflege bei chronischen Schmerzen. Osnabrück.

Tipp

Wenn der Klient mit Schmerzpräparaten gut eingestellt ist, also nicht mehr über Schmerzen klagt oder es keine Hinweise auf Schmerzen mehr gibt, empfehle ich, die Erhebung erst wieder bei Veränderung der Schmerzmedikation oder der Situation für den Pflegebedürftigen zu wiederholen. Hat ein Kunde trotz Schmerzpräparaten Beschwerden oder Auswirkungen im Alltag, so sollte die Erhebung bei jeder Veränderung der Schmerzmedikation erfolgen. Nur so ist einigermaßen objektiv erkennbar, wie ein Mittel anschlägt.

Einrichtungen, die bei jedem Kunden, teils über Wochen und in der Folge immer wieder, eine Schmerzerhebung durchführen, Schmerzprotokolle führen und Verläufe beschreiben, sollten sich fragen, wozu sie das tun. Sieht man sich manche Auswertung oder manchen Erhebungsbogen an, so gleichen diese einander und das oft über Monate. Der Sinn bleibt mir verborgen. Wer fortwährend nur etwas feststellt, handelt nicht besser als der, der gelegentlich etwas feststellt und daraus die richtige Handlung ableitet.

6.9 Sturzrisikoeinschätzung

Kaum ein nationaler Expertenstandard wurde so kontrovers diskutiert wie der zum Thema Sturzprophylaxe. Dabei gibt der Expertenstandard weder ein Assessmentinstrument vor noch wird klargestellt, wann jemand erhöht oder hoch sturzgefährdet ist. Ein Instrument, wie die Numerische Rangskala (NRS) bei Schmerzangaben oder der PEMU/MUST-Erhebungsbogen aus dem Expertenstandard Mangelernährung, fehlt in der Erhebung des Sturzrisikos, da es kaum objektiv messbare Kriterien für ein erhöhtes Sturzrisiko geben kann.

Viele Pflegekräfte kommen mit MUST, NRS und anderen Instrumenten wunderbar zurecht. Aber eine Sturzrisikoeinschätzung ist für sie wie ein Buch mit sieben Siegeln. Da erheben sie sogenannte intrinsische und extrinsischen Faktoren und wissen nachher nicht mehr als vorher. Was soll die Pflegekraft daraus schließen, wenn sie bei einem Kunden drei intrinsische Faktoren ankreuzt? Wie gefährdet ist die Person und was sollte die Pflegekraft nun tun, welche Maßnahmen sind einzuleiten?

So geschieht es, dass Sturzrisikoermittlungen Monat für Monat ausgefüllt werden. Es werden Risiken erfunden, es werden Probleme kreiert, aber nichts passiert. Der Kunde stürzt trotz Risikoermittlung monatelang nicht. Was ist verkehrt gelaufen? Ist das Assessmentinstrument falsch oder hat man nur die falschen Rückschlüsse gezogen? 6

Das bedeutet:

- Die Einschätzung der Aktualität der Gefährdung,
- die Situation, in der die Gefahr besonders auftritt oder erkennbar ist, und
- die entsprechenden Maßnahmen, die beim Kunden eingeleitet oder ihm empfohlen werden,

bedürfen immer einer individuellen Einschätzung und Handlung der Pflegekräfte. Diese auf den einzelnen Kunden zugeschnittene Einschätzung der akuten Situation und der dazugehörigen Maßnahmen kann kein Assessmentinstrument der Welt übernehmen.

Es gibt – wie in den anderen Expertenstandards auch – bei der Sturzrisikoermittlung keine Vorschrift für einen Assessmentbogen und ebenso wenig eine Vorschrift, wie dieser auszusehen hat und wie er geführt werden soll. Das regelt allein jede Einrichtung selbst, ob man nun die klassische Pflegeplanung bedient oder das Strukturmodell nutzt. Aus den MDK-Prüfbögen zur Qualität ergeben sich aber Fragen, die Sie beantworten müssen. Und zudem möchten Sie Ihre Klienten vor Schäden bewahren.

Tipp

Prüfen Sie für jeden Klienten, ob ein erhöhtes Sturzrisiko vorliegt. Es geht nicht um das allgemeine Risiko, dass alle Menschen haben, sondern um ein erhöhtes bei diesem konkreten Klienten. Allein am Rollator zu gehen oder mit Hausschuhen zu laufen bedeutet auf keinen Fall schon eine erhöhte Sturzgefahr. Erst wenn jemand im Umgang mit Gefahren wenig Umsicht walten lässt oder Hilfsmittel falsch nutzt etc., kann man an eine erhöhte Gefahr denken.

Nachdem Sie die erhöhenden Faktoren ermittelt haben, eruieren Sie das individuelle Sturzrisiko. Ob überhaupt und, wenn ja, mit welchem Instrument, sei dahingestellt. Die Ermittlung ist lediglich eine Informationssammlung und sagt noch nichts über das individuelle Problem des Klienten, also sein individuelles Risiko, aus. Sie sagt ebenso nichts zu den erforderlichen Maßnahmen, die eingeleitet werden müssen.

Wenn ein Klient trotz Vorliegen von intrinsischen, medikamentösen oder extrinsischen Faktoren dennoch keine erhöhte Sturzgefahr hat, ist dies ebenfalls zu dokumentieren.

Wenn ein Mensch sicher und selbstständig mit Hilfe seines Rollators geht, ist er trotz Gehbehinderung nicht erhöht sturzgefährdet.

Es nutzt also herzlich wenig, wenn Sie in der Pflegeplanung akribisch alle möglichen und zur Verfügung stehenden Prophylaxen auflisten (▶ Kap. 3.4). Die Prophylaxen müssen, so steht es in den MDK-Prüfbögen, auf das individuelle Problem abgestellt werden. Hat jemand ein Problem mit Stolperquellen, muss sich auch die Prophylaxe darauf beziehen. Hat jemand ein

Problem mit Schuhen, muss die Prophylaxe auch mit Schuhen zu tun haben, aber nicht mit Stolperquellen. Hat jemand ein Problem, weil er nachts im Dunkeln losläuft, muss die Prophylaxe dazu passen und hat nichts zu tun mit Schuhen und Hilfsmitteln.

Wenn überhaupt, nutzen Sie eine Checkliste als Skala zur Informationssammlung, die die intrinsischen und extrinsischen Faktoren enthält. Aus diesen Faktoren filtern Sie die Probleme heraus, die sich ergeben **können**, nicht müssen! Bei diesen Problemen setzen Sie mit individuellen Maßnahmen der Prophylaxe an. Mit welchem Instrument Sie das tun, bleibt Ihnen überlassen. Wie oft Sie das tun, ebenfalls. Aber entsprechend den Empfehlungen aus dem Expertenstandard ist es sinnvoll,

- bei Aufnahme eines neuen Kunden,
- nach Stürzen und
- bei pflegerischen Veränderungen
- eine Erhebung zu tätigen.

Tabelle 7 zeigt Ihnen ein Beispiel für die Risikoerhebung.

Tab. 7: Risikoerhebung beim Kunden.

Name:	Pflegegrad:	Blatt Nr.:	Jahr:
Der Klient hat üblicherweise folgende Risikofaktoren:			
Risikofaktor	**Genauere/ nähere Bezeichnung**	**Keine Sturzprophylaxe in Pflegeplanung geplant/notwendig, weil:**	**Sturzprophylaxe in Planung übernommen**
Funktionseinbußen (Gehbehinderung, fehlende Balance, Kraft etc.)	☐ Humpeln ☐ Kontrakturen ☐ Gleichgewichtsstörung ☐ Schwäche in den Beinen ☐ Allgemeine Schwäche ☐ Sonstiges: ________	________ ________ ________ ________	☐ Ja, unter Planungspunkt: ________

Risikofaktor	Genauere/ nähere Bezeichnung	Keine Sturzprophylaxe in Pflegeplanung geplant/notwendig, weil:	Sturzprophylaxe in Planung übernommen
Beeinträchtigung der Aktivitäten und freiheitseinschränkende Maßnahmen	☐ Kann nicht allein aufstehen vom Bett/ zu Bett gehen ☐ Kann nicht allein vom Stuhl aufstehen ☐ Kann nicht ohne Hilfe gehen ☐ Sonstiges: ____ ☐ Folgende FEM: ____	____ ____ ____ ____	☐ Ja, unter Planungspunkt: ____
Beeinträchtigung des Gedächtnisses und der Stimmung	☐ Vergisst seine Beeinträchtigung ☐ Erhöhter Bewegungsdrang ☐ Erschwerte Orientierung ☐ Verkennt Gefahren wie: ____ ☐ Depression/Niedergeschlagenheit ☐ Sonstiges: ____	____ ____ ____ ____	☐ Ja, unter Planungspunkt: ____
Erkrankung innerer Organe, die Schwindel/ Ohnmacht auslösen	☐ Niedriger Blutdruck ☐ BZ-Entgleisungen ☐ Herzrhythmusstörungen ☐ Sonstiges: ____	____ ____ ____ ____	☐ Ja, unter Planungspunkt: ____
Ausscheidungsprobleme	☐ Drangblase ☐ Nykturie ☐ Diarrhoe ☐ Sonstiges: ____	____ ____ ____	☐ Ja, unter Planungspunkt: ____
Angst vor Stürzen	☐ Besonders bei/wenn: ____	____ ____ ____	☐ Ja, unter Planungspunkt: ____

Risikofaktor	Genauere/ nähere Bezeichnung	Keine Sturzprophylaxe in Pflegeplanung geplant/notwendig, weil:	Sturzprophylaxe in Planung übernommen
Hilfsmittelanwendung (Brille, Rollator, Rollstuhl)	☐ Unsachgemäß/alt ☐ Vorhandenes nicht genutzt ☐ Sonstiges: ____	____ ____ ____	☐ Ja, unter Planungspunkt: ____
Schuhe ungeeignet Kleidung generell ungeeignet	☐ weil: ____ ☐ Sonstiges: ____	____ ____ ____	☐ Ja, unter Planungspunkt: ____
Medikamente (z. B. sedierend oder blutdrucksenkend) Alkohol	☐ Folgendes: ____	____ ____ ____	☐ Ja, unter Planungspunkt: ____
Umgebungsgefahren wie Stolperquellen, Treppen, Beleuchtung, glatte/unebene Böden	☐ Folgendes: ____	____ ____ ____ ____	

Weitergehende Empfehlungen für den Klienten/Angehörigen: ____

____

____

____

Broschüre zum Thema Sturzrisiko von der Krankenkasse wurde beim Beratungsgespräch ausgehändigt, ja ☐ oder nein ☐, weil ____

____

____

Vorliegende Liste und Maßnahmen besprochen am: ____

Unterschrift Mitarbeiter: ____

Unterschrift Klient: ____

Sonstige Gesprächspartner: ____

6.10 Assessments

Sie können natürlich zu jedem Risiko eines Kunden eigens ein Assessment ausfüllen. Aber mit zu vielen Assessments und Risikoerhebungen machen sich viele Einrichtungen – und damit ihren Mitarbeitern – zu viel Arbeit.

Der Einsatz von Assessments wird teilweise in Expertenstandards genannt, das gilt z. B. Ernährung oder Schmerzmanagement. Teilweise verlangen MDK-Mitarbeiter oder Mitarbeiter der Heimaufsicht irgendwelche Assessment oder Risikoerhebungen, auch wenn diese gar nicht erforderlich und schon gar nicht wissenschaftlich geprüft wurden.

Aber es sind insbesondere auch die Dokumentationshersteller, die diverse Assessments für alle möglichen und unmöglichen Risiken verkaufen. Die Experten aus Osnabrück haben in einigen Expertenstandards den Einsatz von Assessments gefordert. Allerdings haben sie auch bemerkt, dass die Risikoerhebungen wenig Sinn machen, wenn sie einfach als Checkliste abgearbeitet werden. Bei MDK- oder Heimaufsichtsmitarbeitern kommt es wesentlich auf deren Wissen und Haltung an.

Die Beweggründe der Dokumentationshersteller sind relativ einfach. Sie stellen meist alles her, was nachgefragt wird. Leider oft auch weit darüber hinaus, denn die Hersteller verdienen an jedem Vordruck, den sie kreieren und an jedem Update, das sie verkaufen können. So gibt es Hersteller, die Assessments zur Ermittlung von Risiken wie Thrombose, Pneumonie, Kontraktur, Obstipation etc. anbieten. Grundsätzlich kann jeder Einrichtung so viele Assessments führen, wie sie für nötig erachtet. Wer der Meinung ist, eine Checkliste zur Erfassung des Thromboserisikos sei wichtig, kann diese führen. Ich gebe allerdings stets zu bedenken, dass kein Assessment eines Dokumentationsherstellers einen fachlichen, geschweige denn einen wissenschaftlichen Hintergrund haben muss. Viele Risikolisten sind unlogisch, vor allem aber völlig unnötig, weil nicht gefordert.
Die einzigen Assessments, die Sie als Einrichtung und Mitarbeiter im Einzelfall benötigen, sind Risikolisten zur Mangelernährung und zum Schmerzmanagement. Alles andere ist nicht gefordert, nicht immer sinnvoll und bisweilen sogar überflüssiger Ballast.

Zumindest in der ambulanten Pflege wird dies auch in der Prüfanleitung erwähnt: »*Offenkundige Risiken und Gefahren, d. h. [...] Sachverhalte, die die Mitarbeiter im Rahmen der Durchführung des individuellen pflegerischen Auftrags wahrnehmen, ohne hierfür gesonderte Assessmentschritte zu unternehmen.*«[14]

Dennoch wird deutlich, dass in Deutschland in den letzten Jahren weiterhin Assessments von MDK-Mitarbeitern bzw. Heimaufsichtspersonal gefordert und von Dokumentationsherstellern produziert wurden. An dieser Entwicklung sind wir Pflegenden selbst schuld. Wir haben es in der Vergangenheit immer wieder versäumt, auf die möglichen Risiken unserer Kunden einzugehen. So konnte es passieren, dass bei Kunden, die Antithrombosestrümpfe trugen, kein Risiko und keine Prophylaxe in der Pflegeplanung ersichtlich wurden. Dass Kunden, die bereits Abführmittel erhielten, dennoch laut Pflegeplanung nicht gefährdet waren. Oder bei Kunden, die im Rollstuhl sitzen, wurde schlicht vergessen, eine Kontrakturgefahr zu ermitteln. 6

Der Einsatz von Assessments soll also dem Vergessen von Risiken vorbeugen. Ich glaube nicht daran. Denn ich erlebe, dass Assessments ausgefüllt werden, nur weil sie ausgefüllt werden müssen und der Bezug zur Pflegeplanung fehlt. Vielleicht ist aber auch wieder die Flut an Vordrucken dafür verantwortlich, dass den Pflegenden der Blick auf das Wesentliche (= Pflegeplanung) abhandenkommt. Sukzessive merkt man nun, dass das Ausfüllen von Assessments nicht dazu führt, dass sich der Umgang mit Risiken verbessert. Die Experten aus Osnabrück haben zunächst in der Aktualisierung des Expertenstandards Dekubitusprophylaxe bemerkt, dass das Ausfüllen von Bradenskala etc. nicht sicherstellt, dass das Dekubitusrisiko richtig erfasst und die richtige Prophylaxe ergriffen wird. Gleiches geschah bei der 1. Aktualisierung des Expertenstandards Sturzprophylaxe. Auch hier schreiben die Experten, dass die intrinsischen, medikamentösen und extrinsischen Faktoren **nicht** wie eine Checkliste abgearbeitet werden sollen. Im Expertenstandard zum Schmerzmanagement wird darauf hingewiesen, dass erst bei Auftreten von Schmerzen, schmerzbedingten Problemen oder zu erwartenden Schmerzen ein Assessment ausgefüllt werden soll.

---

[14] Entwicklung der Instrumente und Verfahren für Qualitätsprüfungen nach §§ 114 ff. SGB XI und die Qualitätsdarstellung nach § 115 Abs. 1a SGB XI in der ambulanten Pflege, S. 321 und 380

Tipp

Sie benötigen zur Umsetzung der Expertenstandards oder MDK-Anforderungen kein eigenes Assessment. Wenn Sie aber Bedenken haben, etwas zu vergessen, bietet sich eine Checkliste an. Wohlgemerkt: **eine** Checkliste für alle Risiken, nicht für jedes Risiko eine Liste.

Hier ein Beispiel:

Checkliste Risikoerfassung

Name: ________________	Thrombosegefahr	Dekubitusgefahr	Kontrakturgefahr	Obstipationsgefahr	Pneumoniegefahr	Intertrigogefahr	Hautpilz	Soor-/Parotitisgefahr	Hautirritationen (Trocken, Entzündung)	Risiko ManMangelernährung	Sturzrisiko	Exsikkoserisiko
vorwiegend liegende Personen	x	x	x	x	x							
vorwiegend sitzende Personen	x	x	x	x								
Personen mit PEG								x				
Personen mit BTM				x					x			
Personen mit Übergewicht	x			x		x	x					
Personen mit Untergewicht				x					x	x	x	x
Personen mit Fehlstellungen Extremitäten			x								x	
Schmerzpatienten			x	x			x					
Menschen mit Halbseitenlähmung			x			x	x				x	
geringe Trinkmenge, trockener Mund etc.				x							x	x
Mensch mit Antithrombosestrümpfen/Verband	x											
demenzielle Erkrankung										x	x	x

	Risiko in Planung übernommen		
	Ja	Nein	weil: (Bitte IMMER fachlich begründen!)
Thrombosegefahr			
Dekubitusgefahr			
Kontrakturgefahr			
Obstipationsgefahr			
Pneumoniegefahr			
Intertrigogefahr			
Soor-Parotitisgefahr			
Exsikkoserisiko			
Mangelernährung			
Sturzrisiko			
sonstiges:			

Datum: __________ Mitarbeiter: __________ HZ: ______

6

6.11 Wunddokumentation

Es gibt keinen Vorgaben, wie ein Wunddokumentationsblatt auszusehen hat, aber es gibt Empfehlungen aus den MDK-Prüfbögen zur Qualität. Diese beziehen sich auf **chronische Wunden** und Dekubitalulzera, wie auch im nationalen Expertenstandard »Schmerzmanagement in der Pflege bei chronischen Wunden«. Welches Instrument in der Pflegeeinrichtung wie häufig zum Einsatz kommt, ist Sache der Leitung. Das gilt auch für die Entscheidung, ob Fotos angefertigt werden, denn Fotos sind ebenso wie das Instrument zur Wundbeschreibung nicht verpflichtend. Ein Foto kann eine Wunddokumentation nur ergänzen, niemals aber ersetzen.

Die Wunderhebung sollte gemäß MDK-Prüfbogen Frage 2.3 Wundversorgung (stationär) bzw. Frage 3 Maßnahmen im Rahmen ärztlich verordneter Leistungen (ambulant) Folgendes enthalten:

- Art der chronischen Wunde (Dekubitus, Ulcus cruris, diabetisches Fußsyndrom, sonstige chronische Wunde)
- Größe
- Ort der Entstehung
- Lokalisation
- Stadium
- Umgebung
- Wundrand
- Exsudat
- Aussagen zum Zustand, z. B. Nekrosen, Geruch

Die chronische Wunde sollte darüber hinaus im Verlauf differenziert und vollständig dokumentiert werden, mit Wundverlauf, Größe, Lage und Tiefe. Die Häufigkeit der Wundverlaufsbeschreibung wird in den MDK-Prüfbogen nicht erläutert. Dennoch ist es sinnvoll, wenigstens einmal pro Woche und natürlich bei jeder Veränderung eine Wundbeschreibung nach den obigen Kriterien vorzunehmen.

Tipp

Sie sind nicht verpflichtet, über die chronische Wunde hinaus eine separate Wunddokumentation zu erheben. Dennoch ist dieses Vorgehen mitunter sinnvoll.

Wenn sich ein Klient Hautareale des Unterarms aufgeschürft hat, könnten Sie das zwar auch im Pflegebericht beschreiben und zwar so lange, bis die Wunde wieder verheilt ist. Aber der Pflegebericht enthält viele andere pflegerelevante Daten, da könnte die Verlaufsbeschreibung der Risswunde untergehen. Zudem beschreibt man in der Regel Wunden in einem Pflegebericht weniger präzise, weil die vorgegebenen Kriterien im Bericht nun mal fehlen. Auf einer Wunddokumentation finden sich in aller Regel feste Kriterien, z. B. Größe, Wundrand, Exsudat etc.

Überlegen Sie aber gut, ob das Führen einer Wunddokumentation für PEG oder einen subrapubischen Katheter wirklich sinnvoll ist. Es kann auch eine zusätzliche Belastung und zusätzlichen Papierwust darstellen.

Also lässt sich auch in der Wunddokumentation Zeit und Arbeit sparen, wenn sie die Anforderungen erfüllt:

- Wunddokumentation nicht für PEG, Fistel, suprapubische Katheter und dergleichen
- Wunddokumentation 1-mal pro Woche und bei Veränderungen
- Keine Fotos; diese helfen nicht bei der Wundbeschreibung, machen aber Arbeit
- Sie können sogar noch Vordrucke nutzen, bei denen die wesentlichen Kriterien
  - Größe
  - Wundrand
  - Wundgrund
  - Exsudat
  - Geruch

  bereits eingedruckt sind, sodass Sie einfach nur noch dahinter Ihre Beobachtungen eintragen müssen. Und das ggf. sogar im Ankreuzverfahren.

6.12 Pflegeplanung

Was hat man nicht schon alles über die Pflegeplanung gehört und gelesen! Auch hier gilt: Vier Dozenten – fünf Meinungen – und liest man noch ein Fachbuch zum Thema, ist man gänzlich verwirrt. Und das ist auch mit Einführung des Strukturmodells nicht anders. Eine Pflegeplanung und auch die SIS® ist Teil des Problemlösungsprozesses und leider neigen Pflegekräfte nun mal dazu, Pflegeprobleme zu erfinden. Was ein Pflegeproblem ist, ergibt sich u. a. aus den Maßnahmen, die durchgeführt werden.

Die Logik des Pflegeproblemlösungsprozesses
Werden keine Pflegemaßnahmen durchgeführt, gibt es folglich auch kein Pflegeproblem und damit kein Pflegeziel. Die Pflegeplanung besteht dann einzig aus der Ressource des Pflegebedürftigen.
Sind bei einem Kunden pflegerische Maßnahmen erforderlich, so hat er auch ein pflegerisches Problem, das gelöst werden soll.

Was erwartet nun der MDK bei der Prüfung der Pflegeplanung? Es gibt keinerlei Vorschriften für die Pflegeplanung. Keine Vorgabe, wie sie aussehen oder aufgebaut sein soll oder nach welchem Modell sie geschrieben wird. Es gibt keine Vorschrift darüber, wie schnell die Planung nach Aufnahme eines Kunden erstellt sein soll. Es gibt keine Vorschrift darüber, wie umfangreich diese Planung letztlich zu sein hat oder wie oft sie evaluiert werden muss. Lediglich die Fragen aus den MDK-Prüfbögen zur Qualität weisen ansatzweise darauf hin, was Inhalt einer Pflegeplanung zu sein hat.

6.12.1 Stationär

Fragen zur Planung der Pflege (ob AEDL oder Strukturmodell)
aus den MDK-Prüfbogen:

- 1.1 Unterstützung im Bereich der Mobilität
- 1.2 Unterstützung bei der Ernährung und Flüssigkeitsversorgung
- 1.3 Unterstützung bei Kontinenzverlust, Kontinenzförderung
- 1.4 Unterstützung bei der Körperpflege
- 3.1 Unterstützung bei Beeinträchtigungen der Sinneswahrnehmung
- 3.2 Unterstützung bei der Tagesstrukturierung, Beschäftigung und Kommunikation
- 3.3 Nächtliche Versorgung
- 4.3 Unterstützung von versorgten Personen mit herausfordernd erlebtem Verhalten und psychischen Problemlagen
- 4.4 Freiheitsentziehende Maßnahme

6.12.2 Ambulant

- 2.1 Unterstützung im Bereich der Mobilität
- 2.2 Unterstützung bei beeinträchtigter Kognition
- 2.3 Unterstützung im Bereich der Kommunikation
- 2.4 Unterstützung bei Verhaltensauffälligkeiten und psychischen Problemlagen
- 2.5 Unterstützung bei der Körperpflege
- 2.6 Unterstützung bei der Nahrungs- und Flüssigkeitsaufnahme
- 2.7 Unterstützung bei der Ausscheidung
- 2.8 Unterstützung bei der Gestaltung des Alltagslebens sowie bei der Aufrechterhaltung und Förderung sozialer Kontakte
- 2.9 Anleitung und Beratung pflegender Angehöriger zur Verbesserung der Pflegekompetenz
- 2.10 Anleitung und Beratung des pflegebedürftigen Menschen zur Verbesserung der Selbstpflegekompetenz
- 2.11 Schmerzmanagement

Wenn Sie sich die Fragen anschauen, werden Sie feststellen, dass es nur um die Risikobereiche und damit auch um die Mobilität, die Körperpflege, die Ernährung, die Ausscheidung sowie den Umgang mit demenziell Erkrankten geht. Kein Wort wird zu einer einzelnen AEDL, ATL oder LA oder gar zur SIS® aufgeführt. Körperpflege, Ausscheidung, Ernährung und Mobilität – ganz gleich, nach welchem Pflegemodell oder Pflegeprozess Sie die Pflegeplanung schreiben oder ob Sie das Strukturmodell nutzen.

Es genügt nicht, nur das Risiko festzuhalten. Sie müssen das Risiko für den einzelnen Kunden auch individuell erfassen. Es genügt nicht, die Körperpflege zu planen. Sie müssen sie für den Kunden auch individuell planen. Es genügt ebenfalls nicht, nur festzustellen, dass jemand inkontinent ist. Sie müssen darlegen, was an dieser Situation individuell und besonders ist. Auch die Feststellung von Desorientierung im Rahmen einer Demenz ist nicht ausreichend. Es geht bei allen vier Bereichen um den individuellen Umgang (▶ Tab. 8).

Tab. 8: Negative und positive Beispiele für die Formulierung

Negativ	Positiv
Ist inkontinent	Kann die Toilette nicht allein aufsuchen. Ressource: Nutzt Toilettenpapier, faltet dieses mehrfach. Oder: Kann auf Toilette allein gelassen werden, sie ruft, wenn sie fertig ist.
Ist desorientiert	Fragt mehrfach pro Stunde nach ihrer Tochter, hat Angst vergessen zu werden. Oder: Verräumt immer wieder Sachen, die sie anschließend sucht. Oder: Zieht sich immer wieder Kleidungsstücke übereinander an und ist dann ganz hilflos, wenn er sich verheddert. Oder: Sitzt vor dem Essen und erkennt dieses nicht als solches, weiß nicht, was sie tun soll. Schiebt Teller immer weg etc.
Kann sich nicht selbst waschen	Ist gewohnt, die Haare nach hinten gekämmt zu bekommen. Oder: Mag Deo oder mag keine Creme im Gesicht. Oder: Ist duschen nicht gewohnt. Trägt gern einen Schal um den Hals. Oder: Mag Halsketten.
Kann Zahnpflege nicht selbst durchführen	Ist es gewohnt, die Zahnprothese nachts im Mund zu lassen. Oder: Spült Mund mit Mundwasser. Oder: Trinkt das Mundwasser gewöhnlich.
Hat einen normalen Schlaf-Wachrhythmus	Zur Nacht möchte er, dass alles dunkel ist. Oder: Möchte immer das Fenster geschlossen haben, auch im Sommer. Oder: Immer Fenster auf, auch wenn draußen Minusgrade herrschen. Oder: Mag ihre Bettsöckchen auch im Sommer tragen. Oder: Die Handtasche muss in der Nacht zwischen Körper und Wand eingeklemmt sein. Oder: Möchte immer zwei Taschentücher neben das Kopfkissen gelegt haben.
Kann seinen Tag aufgrund von Demenz nicht mehr selbst gestalten	Räumt gern in seinem Zimmer herum. Oder: Sucht immer wieder seine Schubladen durch. Oder: Sitzt auch gern am Fenster und schaut auf die Straße. Oder: Mag es, gebraucht zu werden und hilft beim Wäschezusammenlegen. Oder: Trägt immer eine Aktentasche unter dem Arm, mag es, wenn man mit ihm Listen ausfüllt.

Negativ	Positiv
Trinkt nicht ausreichend	Trinkt ab späten Nachmittag nicht mehr als ca. 200 ml, hat Angst nachts auf Toilette zu müssen. Oder: Trinkt am liebsten Kaffee schwarz mit zwei Stück Zucker. Oder: Trinkt nur zu den Mahlzeiten ein Glas, sagt, sie schafft nicht mehr. Oder: Trotz wechselndem und fast stündlichem Angebot trinkt er nur ca. 800 ml pro Tag.
Ist untergewichtig	Schläft morgens sehr lange, isst dann mit gutem Appetit. Mittags isst sie nie warm, sondern geht gg. 15:00 Uhr direkt zum Kuchen über. Zum Abendessen bekommt sie das Mittagessen gewärmt, weil sie dies tagsüber nicht essen würde. Sie isst immer nur kleine Portionen und wenn sie nicht will, schiebt sie den Teller weg, sie lässt sich nicht bedrängen.
Kontrakturgefahr	Kontrakturgefahr an Knie und Hüfte, weil sie vorwiegend sitzt.
Dekubitusgefahr Braden-Skala 15 Punkte	Dekubitusgefahr auf der Sitzfläche, weil er vorwiegend sitzt. Oder: Dekubitusgefahr auf der rechten Körperhälfte, weil sie immer auf rechts schläft und sich immer wieder dahin zurückdreht.
Sturzgefahr	Vergisst, seinen Rollator zu nehmen und ist dann unsicher beim Gehen. Oder: Steht morgens zu schnell auf, hat es immer eilig, droht dann zu fallen. Oder: Geht nachts im Dunkeln auf die Toilette, verkennt die Gefahr, macht sich kein Licht. Oder: Geht in der Wohnung immer nur mit offenen Hausschuhen, hat damit nicht genügend Halt. Oder: Stolpert über Teppichläufer und Deko-Material, das herumsteht, will aber nicht darauf verzichten.

6

Ein Vergleich macht deutlich, was mit »individuell« gemeint ist. Es wird auch klar, dass die rechte Spalte wesentlich aussagefähiger ist. Unbestritten steht auf der rechten Seite mehr Text als auf der linken, dennoch ist diese Art der individuellen Pflegeplanung nicht aufwändiger und nicht umfangreicher als die übliche nach den AEDL. Das zeige ich Ihnen in den folgenden beiden Kapiteln auf.

7 Weniger ist mehr – Welche Papiere Sie wirklich brauchen

Wie im vorangegangenen Kapitel beschrieben, gibt es für bestimmte Vordrucke sehr wenig Vorgaben. Jede Einrichtung kann das Pflegemodell umsetzen, das ihr am besten gefällt, ob AEDL, ATL, Orem Roper, RTL etc. Und jede Einrichtung kann das gewählte Modell mit welchem Pflegeprozess auch immer umsetzen: mit der klassischen Planung (Probleme/Ressourcen, Ziele, Maßnahmen)oder anhand des Strukturmodells mit SIS® und Maßnahmenplanung als Kernplanung.

Informationen können Sie auf so vielen Vordrucken sammeln, wie Sie möchten:

- Stammblatt
- Anamnese
- Medizinische Verordnungen/Behandlungspflege/ärztliche Verordnungen
- Ärztlich/pflegerisches Kommunikationsblatt
- Pflegeplanung
- Vitalwerte
- Diabetikerblatt
- Durchführungsnachweis/Leistungsnachweis
- Pflegeberichte
- Biografiebogen
- Hygieneblatt/Jahresübersicht
- Risikoerhebung Dekubitusgefahr
- Risikoerhebung Mangelernährung (z. B. MNA (Mini Nutritional Assessment), empfohlen für geriatrische Einrichtungen, MUST (Malnutrition Universal Screening Tool), empfohlen für ambulante Bereiche, PEMU

(pflegerische Erfassung von Mangelernährung und deren Ursachen) empfohlen für Langzeitpflege

- Schmerzmanagement
- Sturzrisikoeinschätzungsbogen
- Kontrakturrisikoerfassung
- Thromboserisikoerfassung
- Pneumonierisikoerfassung
- Erhebung des Kontinenzstatus
- Wunddokumentation
- Nebenprotokolle wie
  - Trinkprotokoll
  - Ernährungsprotokoll
  - Miktionsprotokoll
  - Lagerungs-/Bewegungsprotokoll
  - Beschäftigungsnachweis

Diese Papiere oder Dateien müssen allerdings nicht zwangsläufig geführt werden.

Zieht man von den oben genannten die verzichtbaren oder auch unnötigen ab, so bleiben lediglich folgende übrig:

1. Stammblatt
2. Medizinische Verordnungen/Behandlungspflege/ärztliche Verordnungen
3. Pflegeplanung oder SIS® mit Maßnahmenplanung
4. Durchführungsnachweis/Leistungsnachweis
5. Pflegeberichte
6. Im Einzelfall:
   - Wunddokumentation
   - Nebenprotokolle wie Trink-, Ernährungs-, Miktions- und/oder Lagerungs-/Bewegungsprotokoll

Diese fünf bis sechs Vordrucke (im Einzelfall mehr, weil Einzelnachweise geführt werden) reichen vollkommen aus, um den Pflegeprozess komplett abzubilden, den gesetzlichen Anforderungen zu genügen und eine MDK-Prüfung zu bestehen. Voraussetzung ist allerdings, dass Sie alle Informationen in den Pflegeprozess einbinden (▶ Kap. 3.2).

Vielleicht fragen Sie sich jetzt, warum ein eigener Biografiebogen angelegt werden muss. Schließlich kann die Biografie doch direkt in die Pflegeplanung einfließen – so, wie sie in die SIS® direkt einfließen kann. Wieso sollten Sie anhand eines Biografiebogens zunächst alle wichtigen Informationen sammeln und davon später nur einen Bruchteil in die Pflegeplanung einarbeiten? Sie könnten doch die Pflegeplanung oder die SIS® am ersten Tag beginnen und alle Wünsche Bedürfnisse, Gewohnheiten und Rituale einpflegen? Ja, das geht! Sie müssen den Plan für die Pflege nicht erst Tage oder Wochen nach Beginn der Pflege schreiben. Sie können die Wünsche, Bedürfnisse und Besonderheiten eines Kunden, sofern sie pflegerelevant sind, direkt in die Planung oder den Maßnahmenplan schreiben, am ersten Tag. Der Kunde wird aufgenommen und Sie vermerken direkt am ersten Tag, beim ersten Einsatz, welche Bedarfe der Kunde hat: Ob er beim Gehen seinen Stock nutzt, oder dass er ihn seit dem letzten Sturz im Frühjahr 2019 nutzt. Sie vermerken, dass er sagt, er habe schon immer Probleme mit dem Stuhlgang gehabt; wie wichtig ihm die Frisur und der Schal um den Hals ist; dass er zur Nacht das Fenster gekippt haben möchte, der Rollladen aber ganz unten sein muss; dass er seinen Kaffee süß und weiß mag und gern am Abend ein Glas Rotwein trinkt.

All diese und ähnlich wichtige Informationen und Bedürfnisse des Kunden erfahren Sie bereits am ersten Tag. Weitere wichtige Informationen folgen in den ersten Tagen der Versorgung und komplettieren das Bild. All dies können Sie ohne Weiteres direkt in die Pflegeplanung eintragen.

Das Gleiche gilt für die Anamnese. Selbstverständlich ist die Anamnese eine sehr wichtige Erstinformation. Aber auch diese kann direkt in die Pflegeplanung eingetragen werden. Die Informationssammlung ist der erste Schritt des Pflegeprozesses und fließt selbstverständlich direkt in die Pflegeprozessplanung ein.

Wer von Ihnen in den 1990er Jahren die Pflegeplanung gelernt hat, kennt dieses System evtl. noch. Damals war die Dokumentation noch nicht so umfangreich wie heute. Neben dem Stammblatt und der medizinischen Verordnung gab es als pflegerische Dokumentation lediglich den Pflegebericht und die Pflegeplanung. Die Pflegeplanung hatte damals folgenden Aufbau:

- Informationen
- Probleme/Ressourcen
- Ziele
- Maßnahmen

Erst als die Anzahl der Papiere stieg und man anfing, Informationen auf separaten Papieren zu führen, fiel diese erste Spalte weg. Der Pflegeprozess wurde aufgeteilt in Papiere zur Informationssammlung, die Pflegeplanung mit der bekannten Dreigliedrigkeit, separate Papiere zur Darlegung der Maßnahmen und Ergebnisdarstellung. Das Zerpflücken des Pflegeprozesses war und ist jedoch nicht nur von Vorteil. Seither werden viel zu viele Informationen gesammelt, aber nur zu einem Bruchteil genutzt (▶ Kap. 3.1).

Auf **Einschätzungsbögen** wie Kontrakturrisiko-, Sturzrisiko-, Dekubitusrisikoerhebung etc. können Sie verzichten, wenn Sie eine vernünftige Krankenbeobachtung durchführen und die Einschätzungen direkt in die Pflegeplanung schreiben. Die Erhebungsbögen sparen keineswegs Zeit. Denn wenn Sie den Bogen ausgefüllt haben, müssen Sie aus Ihrer fachlichen Sicht das Ergebnis dieser Erhebung bewerten und in der Planung bzw. SIS® niederschreiben. Sie müssen in der Pflegeplanung zudem das individuelle Dekubitusrisiko des Pflegebedürftigen darlegen (▶ Kap. 6.6). Was nutzen weitere, in keinem MDK-Prüfbogen geforderte Erhebungsbögen? Sie schaffen zusätzlich Arbeit, verhindern aber nicht, dass sich Fehler einschleichen, indem ein Erhebungsinstrument ausgefüllt wird, das Risiko anschließend aber in der Planung nicht korrekt bewertet wird. Wer sich um seinen Kunden ganzheitlich bemüht, weiß, ob der Rollstuhlfahrer in Hüfte und Knie kontrakturgefährdet ist, ob zudem eine Thrombosegefahr besteht und dass der vorwiegend bettlägerige Kunde zudem ein Pneumonierisiko mitbringt.

Das ärztliche Kommunikationsblatt ist keinesfalls unerlässlich. Auf jeden Fall haben Dokumentationshersteller darauf reagiert und solche Papiere in verschiedenen Fassungen kreiert. Es handelt sich bei der ärztlichen Kommunikation stets um kritische Situationen beim Klienten, die eines medizinischen Rats bedürfen. Dazu reicht der Bericht als Dokumentationsquelle:

- »Frau N. hat Schmerzen am Rücken, Praxis Dr. S. telefonisch informiert.«
- »Frau K. ist aus dem Krankenhaus zurück, Dr. M. per Fax mit Entlassungsbrief informiert.«
- »Herr W. klagt seit heute früh über Schmerzen beim Wasserlassen, Urinprobe an Praxis Dr. H. geschickt.«

Wieso sollten Sie Informationen an einen Arzt auf ein anderes als auf das Berichtsblatt schreiben? Wegen der besseren Übersicht? Möglicherweise. Aber bedenken Sie, je mehr Dokumentation zu verwalten und führen ist, desto fehleranfälliger ist das System. Wenn Sie etwas zweifach schreiben sollen, ist die Gefahr groß, dass Sie es an einer Stelle vergessen. Dann steht ggf. ein Eintrag im Bericht, nicht aber in dem Blatt »Info/Fragen an den Arzt«. Oder es steht bei der Info an den Arzt, aber nicht im Pflegebericht. Dann ist der Informationsfluss nicht für alle nachvollziehbar, denn der Kollege liest nicht täglich das Blatt »Info/Fragen an den Arzt«, sondern den Pflegebericht. Der Arzt wiederum liest nur noch in »seinem« Blatt, evtl. aber nicht im Bericht.

Tipp

Führen Sie ein solches Blatt »Information/Fragen an den Arzt« nur, wenn Sie es für richtig, notwendig und unverzichtbar halten, denn gefordert ist es nicht. Die Dokumentation ist auch ohne dieses Blatt vollständig.

Vitalzeichenblätter sind aus Dokumentationen nicht mehr wegzudenken und haben sicher ihre Berechtigung. Fakt ist jedoch, dass sie nirgendwo gefordert sind. Schon gar nicht die Verfeinerung der Vitalzeichenerhebung und ihre Trennung in einzelne Bereiche wie Gewichts- oder Diabetikerblätter. Auch das ist eine Nische, die die Dokumentationshersteller gern besetzt haben und für die sie diverse »Lösungen« anbieten. Viele, gerade ambulante Dienste haben jedoch einen einfacheren Weg gefunden: Die Vitalzeichen werden im Pflegebericht dokumentiert. Eine Übersicht lässt sich ganz einfach mit einer kleinen Tabelle (▶ Tab. 9) herstellen.

Tab. 9: Vitalzeichenblatt

Dat	Uhrzeit	RR	Puls	BZ	Gewicht BMI	Text	HZ

7

Sie brauchen die Vitalzeichenspalte auf dem Bericht zwar nicht immer, aber die Werte sind, sofern welche erhoben wurden, für alle gut sichtbar und können im Textfeld direkt bewertet werden.

In einigen, vorwiegend stationären Einrichtungen, gibt es sogenannte **Hygieneblätter** oder Jahresübersichten. Dort wird eingetragen, wenn der Pflegebedürftige Stuhlgang hatte, gebadet wurde, beim Friseur war, wann sein Bett bezogen oder der Katheter gewechselt wurde etc. Diese Hygieneblätter sind nicht gefordert, aber auch nicht verboten. Sie sind schlichtweg überflüssig. Wollen Sie wissen, wann eine der oben genannten Leistungen durchgeführt wurde, müssen Sie auf den Durchführungs- oder Leistungsnachweis schauen.

Zu guter Letzt das Erhebungsblatt zur Miktion oder **Kontinenzförderung**. Der nationale Expertenstandard »Förderung der Harnkontinenz in der Pflege« suggeriert die Erhebung eines Kontinenzstatus und des Entleerungsrhythmus anhand eines eigenen Papiers. Das muss aber nicht sein. Die Erhebung des Kontinenzstatus kann in der Pflegeplanung/SIS® ganz individuell erfolgen, ebenso wie die individuelle Problem- und Ressourcendarstellung im Zusammenhang mit der Ausscheidung.

Es würde also nichts nutzen, wenn Sie einen Erhebungsbogen ausfüllen, in dem der Kontinenzstatus erhoben wird. Die individuellen Ressourcen und Probleme müssen Sie in der Planung erfassen. Diese Individualität des Pflegebedürftigen ist in keinem Erhebungsbogen zu finden. Das Gleiche gilt natürlich für die dazugehörigen erforderlichen Maßnahmen. Bei der Frage der geeigneten Maßnahme könnte es sich um folgende Angaben halten:

- Genutztes Produkt
- Häufigkeit der Toilettengänge oder des Trainings
- Unterstützung bei der physiologischen Blasen- und Darmentleerung
- Unterstützung bei Inkontinenz (z. B. Urinal, Inkontinenzvorlagen, Stomapflege)
- Beratung bei Ausscheidungsproblemen
- Intimhygiene und die zugehörige Hautpflege
- Säuberung des Pflegebereichs von den Verunreinigungen durch Ausscheidungen
- Ggf. die Entsorgung von Ausscheidungen, ggf. das zugehörige An-/Auskleiden

Diese Maßnahmen finden sich ebenso wenig auf einem Kontinenz- oder Miktionsprotokoll wie die individuellen Probleme und Ressourcen des Kunden.

Fazit **Formular oder nicht?**

Überlegen Sie genau, welches Formular Sie aus welchem Grund nutzen und ausfüllen. Schauen Sie in den Prüffragen nach, an welcher Stelle ein eigener Vordruck gefordert wird. Prüfen Sie, ob die einzelnen gesammelten Daten nicht schon erfasst wurden, um Doppeldokumentationen auszuschließen.

Betrachten Sie die Pflegeplanung als wesentlichen Schritt im Pflegeprozess, deren Informationen dann in die Problem- und Ressourcenerfassung einfließen.

8 Die Fünf-Bereiche-Pflegeplanung: lese- und anwendungsfreundlich

Heute bin ich so,
morgen werde ich anders sein,
aber niemals werde ich gehorsam.
Thomas Häntsch (1958)

Die erste Möglichkeit, wie Sie der Dokumentationsflut entkommen, habe ich in den vorhergehenden Kapiteln dargelegt. Im Folgenden widme ich mich der wesentlichen Veränderung der Pflegeplanung. Ich möchte Pflegeplanungen abspecken, lesbarer und anwenderfreundlicher gestalten. Damit ist der erste Schritt zu einer wirklich individuellen Versorgung des Pflegebedürftigen getan, denn niemand liest 13-seitige Pflegeplanungen. Wenn die Planung aber nicht gelesen wird, wird sie auch nicht befolgt. Wenn sie nicht befolgt wird, wird der Kunde von jedem Mitarbeiter anders versorgt.

Wie dargestellt, hat sich bei der Dokumentation vieles erst seit Einführung der Pflegeversicherung entwickelt. Nicht jede Entwicklung war allerdings negativ. Die Qualität der Pflege hat sich seit der Einführung der Pflegeversicherung aus meiner Sicht deutlich verbessert.

Ich selbst habe Anfang der 1980er Jahre meine pflegerische Ausbildung erhalten. Damals war die Zahl der Pflegebedürftigen, die bettlägerig waren – in Relation zur Schwere der Pflege heute –, sehr viel höher. Auch die Zahl der Menschen mit Dekubitus war höher, ebenso wie die Zahl der hochgezogenen Bettgitter zur Nacht. Wir haben Bedarfsmedikamente verteilt, ohne auch nur ansatzweise einen Arzt zu fragen oder uns immer bewusst zu sein, wie welches Mittel wirkt oder welche Wechselwirkungen es haben könnte. Die Essenszeiten waren strikt geregelt und um 18:00 Uhr war die Station leer, weil alle um 17:00 Uhr gegessen haben und bereits im Bett lagen. Wir haben nachts gewaschen, um dem Frühdienst Arbeit abzunehmen. Morgens mussten alle Kunden »geschniegelt und gestriegelt« um 8:00 Uhr beim Frühstück sitzen. Also, früher war nicht alles besser.

Die erste ernsthafte Auseinandersetzung mit dem Thema »Dokumentation« brachte die Pflegeversicherung ab 1995. Die steigenden Anforderungen an das Führen der Dokumentation setzten auch manchen Denkprozess in Gang. Wird man plötzlich gezwungen, etwas, was man immer auf eine bestimmte Art machte, begründen zu müssen, setzt Nachdenken ein. Die Entwicklung der Pflege ist insofern auch an die Entwicklung der Pflegedokumentation gekoppelt.

Die Entwicklung der Dokumentation ist noch ein recht junger Zweig in der Pflege. Wir pflegen schon sehr viel länger als wir dokumentieren. Entsprechend steckte die Pflegedokumentation lange in den Kinderschuhen und der Entwicklungsprozess ist noch immer nicht abgeschlossen. Hat es bislang genügt, 25 bis 30 Blätter/Dateien Pflegedokumentation gut zu führen, um eine respektable Note bei der MDK-Prüfung zu erlangen, so reicht dies nicht mehr. Der Fokus wird künftig viel mehr auf der Ergebnisqualität liegen. Es genügt dann nicht mehr, 13 Seiten Pflegeplanung mit Standardfloskeln zu füllen, sei es auf Papier oder mit vorgefertigten Textbausteinen im EDV-Programm. Bereits heute bekommen MDK-Prüfungen eine andere Qualität als noch vor zwei Jahren. Erst vor kurzem erlebte ich eine Prüferin, die einer Pflegekraft mitteilte, dass sie der doppelseitig geführte Biografiebogen nicht die Bohne interessiere. Die Prüferin wollte in der Pflegeplanung lesen, wie diese biografischen Daten im Alltag der Pflegebedürftigen Berücksichtigung finden.

Das wird die Zukunft sein: Wie schaffen es Pflegekräfte, eine individuelle Pflege entlang der Bedürfnisse des Kunden darzulegen?

Um bei der Prüferin zu bleiben: Ihr genügte es auch nicht, dass die Leistungsnachweise korrekt abgezeichnet waren. Sie fragte die Mitarbeiter bei der Prüfung, was sie als Sturzprophylaxe bei Frau XY durchführten. Sie fragte auch, wie das morgens mit der Bewohnerin im Badezimmer abläuft. Erst als sie diese Informationen hatte, schaute sie in die Planung der Bewohnerin und glich ab, ob das Geschilderte auch so geplant war.
Ich lege Wert darauf, dass das folgende Kapitel ein Umdenken beim Führen der Pflegedokumentation darstellt. Dies ist dringend notwendig, wenn Sie nicht in Formularen ersticken wollen. Zudem stelle ich klar, wie eine korrekte Dokumentation zu führen ist, um haftungsrechtlich sicher zu sein und den Anforderungen aus den MDK-Prüfbögen gerecht zu werden – bei gleichzeitiger Entbürokratisierung.

Fazit **Den Pflegeprozess verstehen**

Die Mitarbeiter müssen den Pflegeprozess verstehen, dann erst können Sie die diversen Vordrucke sinnvoll und schlüssig führen. Stupides Ausfüllen hilft niemandem. Weder dem Pflegebedürftigen, um den es eigentlich gehen soll, noch bei einer MDK-Prüfung, geschweige denn bei einer rechtlichen Auseinandersetzung.

Wenn die Aufgabe des Dokumentierens und des Pflegeprozesses unter den Mitarbeitern klar ist, können sie auch mit dem schlechtesten Dokumentationssystem noch ausreichend gut dokumentieren. Um es mit den Worten der anerkannten Wissenschaftlerinnen June Clark und Norma Lang zu sagen: *»Solange wir nicht in der Lage sind, die Pflege zu benennen, können wir sie weder überprüfen, finanzieren, lehren oder erforschen, noch können wir sie vom Gesetzgeber oder von der Politik anerkennen lassen …«*

Eine Entbürokratisierung und damit auch die Absage an den Dokumentationswahnsinn können in mehreren Varianten geschehen:

1. Zum einen können Sie auf viele Blätter verzichten,
2. zum zweiten können Sie die Pflegeplanung verändern, indem Sie eine ressourcenorientierte Betrachtung vornehmen und auf das stupide Aneinanderreihen von 13 AEDL verzichten,
3. zum dritten können Sie das Strukturmodell umsetzen.

8.1 Variante 1: Verzichten Sie auf die komplette Darstellung des Pflegemodells

Die Modelle ATL (Aktivitäten des täglichen Lebens) und AEDL (Aktivitäten und existenzielle Erfahrungen des Lebens) bzw. ABEDL (Aktivitäten, Beziehungen und existenzielle Erfahrungen des Lebens) sind weit verbreitet, stammen aber eben auch schon aus dem vorigen Jahrhundert. An Virginia Henderson angelehnt ist zum Beispiel die Vorgehensweise nach den AEDL, die durch Monika Krohwinkel bekannt wurde. An das Modell von Nancy Roper angelehnt ist die Vorgehensweise nach den ATL, die durch Liliane Juchli entwickelt wurde.

Tab. 10: Pflegemodelle im Vergleich (Reihenfolge geändert)

ATL (Juchli)	AEDL (Krohwinkel)
• Kommunizieren • Sich bewegen • Körpertemperatur regulieren • Sich waschen und kleiden • Essen und trinken • Ausscheiden • Atmen • Wachsein und schlafen • Raum und Zeit gestalten • Frau, Mann sein • Sich sicher fühlen und verhalten • Sinn finden im Werden, Sein, Vergehen	• Kommunizieren können • Sich bewegen können • Vitale Funktionen des Lebens aufrecht erhalten können • Sich pflegen können • Essen und trinken können • Ausscheiden können • Sich kleiden können • Ruhen und Schlafen können • Sich beschäftigen können • Sich als Mann und Frau fühlen können • Für eine sichere Umgebung sorgen können • Soziale Bereiche des Lebens sichern können • Mit existenziellen Erfahrungen des Lebens umgehen können

Die strenge Orientierung entlang dieser Modelle hat zur Folge, dass sowohl die Anamnese als auch die Pflegeplanung nach dem gewählten Modell aufgebaut wurden. Das ist an sich nicht verkehrt, aber mittlerweile nicht mehr erforderlich, um den Pflegeprozess sinnvoll und vollständig abzubilden oder den Kunden ganzheitlich zu betrachten.

Warum sollten Sie weiterhin 12 oder 13 Punkte in einer Pflegeplanung erfassen, wenn der Kunde ggf. nur bei zwei oder drei Bereichen ein Pflegeproblem hat?

8.1.1 Beispiel ambulant

Der Kunde bestellt den Pflegedienst drei Mal pro Woche zur Hilfe bei der Körperpflege. Wieso sollte ein Pflegedienst alle Bereiche der Aktivitäten des Lebens auflisten, wenn er nur für einen Bereich bestellt wurde? Es reicht aus, lediglich den Bereich der Körperpflege zu beschreiben und dort individuell zu formulieren, was der Auftrag ist.

In den anderen Bereichen hat der ambulante Pflegedienst keine Leistungen und somit keine problemorientierte Dokumentation zu erbringen. Die anderen Bereiche des täglichen Lebens regelt der Kunden entweder selbst oder eine andere Bezugsperson, ein Angehöriger übernimmt dies für den Kunden.

8.1.2 Beispiel stationär

Auch hier kann der Bewohner möglicherweise noch vieles selbst. Er geht möglicherweise selbstständig zum Essen, er legt sich selbst ins Bett, geht noch allein umher etc. Wieso sollten Sie in einem solchen Fall 13 Seiten für alle 13 AEDL ausfüllen?

Die folgenden Pflegeplanungsbeispiele zeigen die Planung für Kunden, die noch relativ selbstständig sind (▸ Tab. 11).

Tab. 11: Planung nach AEDL, ambulant

AEDL	Ressourcen	Probleme	Ziele	Maßnahmen
Kommunizieren können	Kann mit Brille lesen, kann hören, wenn man etwas lauter spricht, und kann sich mitteilen			
Sich bewegen können	Seit ca. 3 Jahren hat sie vermehrt Gelenkprobleme, humpelt etwas, läuft aber sicher mit Rollator innerhalb der Wohnung. Keine akute Sturzgefahr; gibt an, die letzten 3 Jahre nicht gefallen zu sein.			
Vitale Funktionen des Lebens aufrecht erhalten können	Ist mit blutdrucksenkenden Mitteln gut eingestellt, Werte um 140 systolisch. Hat nach eigenen Angaben keinerlei Probleme.			
Sich pflegen können	Wäscht sich täglich so gut sie kann selbst. Sie sagt, sie schwitzt nicht und dreimal pro Woche komplette Wäsche genügt völlig. Sie ist Duschen und Baden nicht gewohnt und geht alle 3 Wochen zum Friseur.	Benötigt Hilfe beim Rücken- und Fußewaschen, weil sie nicht mehr so beweglich ist.	Fühlt sich erfrischt. Ist ihren Bedürfnissen entsprechend gepflegt.	Mo-Mi-Fr Rücken waschen und eincremen mit Körperlotion (am liebsten Nivea, wenn vorrätig). Füße in Waschschüssel stellen und mit Waschlappen kräftig rubbeln.
	Hat trockene Füße, möchte aber keinesfalls die Füße eingecremt bekommen; sagt, das macht alle 6 Wochen die Fußpflegerin, das reicht.			Füße trocknen, nicht eincremen. Waschwasser nicht wegschütten, wird von Frau L. zur Toilettenspülung genutzt.

Essen und trinken können	Bereitet sich Frühstück und Abendessen selbst zu, mittags erhält sie Essen auf Rädern, das sie nur aufwärmt. Sie sagt, sie war noch nie dick und immer stolz auf Konfektionsgröße 38. Sie trinkt nach eigenen Angaben ca. 1,2 bis 1,5 Liter am Tag, mehr ist sie nicht gewohnt.
Ausscheiden können	Hat latente Tröpfcheninkontinenz, nutzt kleine Vorlagen als Wäscheschutz. Hat nach eigenen Angaben fast täglich Stuhlgang ohne Abführmittel.
Sich kleiden können	Trägt zuhause immer Kittelschürzen.
Ruhen und Schlafen können	Eigenen Angaben zufolge geht sie gegen 21:00 Uhr zu Bett und schläft gut bis ca. 6:00 Uhr. Selten muss sie nachts raus zur Toilette. Mittags legt sie sich für eine Stunde auf ihr Sofa in der Küche.
Sich beschäftigen können	Sie beschäftigt sich viel in ihrem Haushalt. Sagt, sie hat immer was zu tun

8

AEDL	Ressourcen	Probleme	Ziele	Maßnahmen
Sich als Mann, Frau fühlen können	Ist gewohnt, erst das Unterhemd und dann den BH überzuziehen. Hat sich noch nie geschminkt; sagt, sie wollte immer natürlich wirken.			
Für eine sichere Umgebung sorgen können	Sie schätzt ihre Fähigkeiten realistisch ein, überfordert sich nicht, fordert Hilfe an, wenn sie nicht weiterkommt, oder ruft jemanden an. Nachts möchte sie alle Rollläden geschlossen und die Haustüre verschlossen haben.			
Soziale Bereiche des Lebens sichern können	Einmal pro Woche geht sie zur Nachbarin oder erhält Besuch von dieser. Die Tochter kommt meist samstags, um im Haushalt zu helfen und einzukaufen.			
Mit existenziellen Erfahrungen des Lebens umgehen können	Frau L. lebt seit 14 Jahren allein. Sie spricht eher selten von ihrem Mann und sagt, sie hat sich mit dem Alleinsein arrangiert.			

8.1.3 Beispiel (stationär)

Auch hier benötigt der pflegebedürftige Heimbewohner nicht zwangsläufig bei allen Aktivitäten des Lebens die Hilfe von Pflegekräften. Es genügt also, die Aktivitäten zu beschreiben, bei denen er Hilfe benötigt. Alles, was er selbst kompensiert, stellt kein Pflegeproblem dar. Es ist dennoch sinnvoll, in den AEDL, in denen der Kunde keine Probleme hat, wenigstens die Ressourcen, gekoppelt mit der Information, zu notieren. So kann der Mensch ganzheitlich betrachtet werden.

Wenn einige von Ihnen jetzt denken: »Mit so vielen Ressourcen wird das aber nichts mit dem Pflegegrad!«, so haben Sie möglicherweise recht. Denn der Pflegegrad wird am Pflegebedarf des Versicherten festgemacht. Wenn kein Pflegebedarf besteht, kommt der Versicherte auch nicht in einen entsprechenden Pflegegrad. Das ist nicht mehr als recht.

Tab. 12: Planung nach AEDL, stationär

AEDL	Mögliche Ressourcenbeschreibung			
Kommunizieren können	Kann mit Brille lesen, kann hören, wenn man etwas lauter spricht und kann sich mitteilen.			
Sich bewegen können	Nach Vorderfußamputation rechts im Feb. 2006 geht er leicht ataktisch, aber sicher mit Hilfe seiner orthopädischen Schuhe und seinem Stock, den er immer mitnimmt.			
Vitale Funktionen des Lebens aufrecht erhalten können	Ist insulinpflichtiger Diabetiker, aber gut eingestellt, Werte um 120 mg/dl nüchtern. Weiß, was er essen kann/soll, schlägt nach eigenen Angaben nur Weihnachten über die Stränge.			
Sich pflegen können	Rasiert sich täglich trocken. Mag gern Deospray und mag gut riechen. Er möchte gern einmal pro Woche am Abend baden, wenn möglich sonntags. Er putzt seine Zahnprothese selbst und legt sie in Kukident zur Nacht ein.	Benötigt täglich Hilfe beim Rücken- und Unterkörperwaschen, weil er nicht mehr so beweglich ist. Zudem kann er sich wegen seines Bauchs nicht so gut bücken.	Ist nach seinen Bedürfnissen gepflegt. Füße sind mindestens beim Baden und einmal pro Woche gewaschen Haut in Bauchfalte ist trocken und intakt	Hilfe beim Waschen am Waschbecken anbieten. Rücken waschen und trocknen, nach eincremen fragen.

Mag es nicht, immer eingecremt zu werden, sagt es, wann er möchte.	Haut auf Haut in Bauchfalte, hatte aber bisher keinen Intertrigo. Ist empfindlich an den Füßen und möchte die Füße deshalb nicht immer gewaschen bekommen, außer in der Wanne.	Waschlappen reichen, sodass er Genitalbereich zunächst selbst wäscht. Erinnern, dass er die Vorhaut zurückzieht beim Waschen. Herr T. reicht dann den Waschlappen weiter, wenn er denkt, er sei fertig. Nachwaschen unter Bauchfalte und Gesäßfalte. Füße waschen anbieten, wenn er es zulässt vorsichtig waschen und trocknen Samstag Baden mit Lifter, beim Baden dabeibleiben, Hilfe beim Waschen und Haare waschen, dabei zweimal schäumen und spülen.

8

AEDL	Mögliche Ressourcenbeschreibung			
Essen und trinken können	Sagt, er war immer schon kräftig, sein Bauch wäre aber erst seit Feststellung des Diabetes 2002 angewachsen. Er isst sehr gern deftig, hält sich aber an die Empfehlungen, nicht zu viele Kohlenhydrate zu sich zu nehmen.			
	Hat seit Einzug 2008 sein Gewicht bei 103 Kilo (BMI 30) nahezu konstant gehalten. Zum Essen geht er in den Speiseraum. Trinkmenge liegt im Schnitt bei 1,7 Liter am Tag. Er trinkt tagsüber gern Wasser ohne Kohlensäure oder am Abend ein alkoholfreies Bier zum Abendessen.			
Ausscheiden können	Hat latente Tröpfcheninkontinenz, nutzt kleine Vorlagen als Wäscheschutz selbst. Hat eigenen Angaben zufolge fast täglich Stuhlgang ohne Abführmittel.			
Sich kleiden können	Trägt immer gleichzeitig Hosenträger und Gürtel. Mag gern Hemden mit Strickweste darüber, auch wenn es draußen warm ist. Lässt sich gern helfen beim Anziehen, auch wenn er es grundsätzlich selbst kann.			
Ruhen und Schlafen können	Eigenen Angaben zufolge geht er gegen 21:00 Uhr zu Bett und schläft gut bis ca. 6:00 Uhr. Er möchte zwischen 23:00 und 6:00 Uhr keinen Kontrollgang durch die Nachtschwester, er fühlt sich kontrolliert und gestört.			

Sich beschäftigen können	Liest morgens nach dem Frühstück Zeitung. Danach döst er ein wenig in seinem Sessel oder geht bei schönem Wetter eine Runde ums Haus. Mittags sucht er sich Beschäftigungsprogramme aus, geht spazieren oder wartet auf seine Tochter. Er singt gern, nach Jahreszeit nimmt er auch am Basteln teil. Dienstags besucht er die Gymnastikrunde.
Sich als Mann, Frau fühlen können	Trägt Unterhose mit Eingriff, setzt sich aber auf Toilette immer hin.
Für eine sichere Umgebung sorgen können	Er schätzt seine Fähigkeiten realistisch ein. Er kommt ins Dienstzimmer, wenn er etwas benötigt, oder klingelt, wenn er im Bett liegt.
Soziale Bereiche des Lebens sichern können	Die Tochter kommt meist zweimal pro Woche zu Besuch. Sie bringt dem Vater Obst mit und alkoholfreies Bier, spielt mit ihm oder unterhält sich mit ihm. Bei schönem Wetter gehen sie außer Haus.
Mit existenziellen Erfahrungen des Lebens umgehen können	Ist 2008 nach dem Tod seiner Frau hier eingezogen. Er hat sich sehr schnell eingelebt und Kontakt zu Mitbewohnern gefunden. Er ist sehr selbstständig, scheint meist fröhlich und freundlich, spricht selten über seine Frau, wenn dann mit viel Liebe und Respekt. Sie scheint ihm zu fehlen, aber er leidet nicht mehr so sehr darunter wie anfangs, er ist sehr selten traurig.

8

Diese beiden Beispiele zeigen, dass eine ressourcenorientierte Planung weniger Arbeit macht als eine problemorientierte. Dennoch haben Sie viel Schreibarbeit und einige AEDL sind auseinandergerissen, obwohl sie zusammengehören, wie sich waschen und sich kleiden oder sich bewegen und für Sicherheit sorgen. Die Lösung: Sie könnten in der Pflegeplanung auf die Darstellung des Kunden und seiner Bedürfnisse in dem AEDL oder ATL verzichten und den Menschen dennoch ganzheitlich abbilden. Im Wesentlichen geht es um die Pflege eines Menschen und dessen Bedürfnisse bei seinen Aktivitäten. Dies bedeutet ein Komprimieren der 12 ATL oder 13 AEDL auf das Wesentliche:

a) Körperpflege
b) Ausscheidung
c) Ernährung
d) Mobilität
e) Lebensplanung

Bei der Gegenüberstellung dieser fünf Bereiche zu den AEDL oder ATL wird schnell klar, dass sich alles auch in verkürzter Form darlegen lässt.

Tab. 13: AEDL und ATL in der Gegenüberstellung

ATL (Juchli)	Bereiche des Lebens
Kommunizieren Sich bewegen Körpertemperatur regulieren Sich waschen und kleiden Essen und trinken Ausscheiden Atmen Wachsein und schlafen Raum und Zeit gestalten Frau, Mann sein Sich sicher fühlen und verhalten Sinn finden im Werden, Sein, Vergehen	e) Lebensplanung d) Mobilität in dem Bereich, wo Probleme bestehen a) Körperpflege c) Ernährung b) Ausscheidung in dem Bereich, wo Probleme bestehen e) Lebensplanung e) Lebensplanung a) Körperpflege oder e) Lebensplanung d) Mobilität oder e) Lebensplanung e) Lebensplanung

AEDL (Krohwinkel)	Bereiche des Lebens
Kommunizieren können Sich bewegen können Vitale Funktionen des Lebens aufrecht erhalten können Sich pflegen können Essen und trinken können Ausscheiden können Sich kleiden können Ruhen, schlafen, entspannen können Sich beschäftigen können Sich als Mann und Frau fühlen können Für eine sichere Umgebung sorgen können Soziale Bereiche des Lebens sichern können Mit existenziellen Erfahrungen des Lebens umgehen können	e) Lebensplanung d) Mobilität in dem Bereich, wo Probleme bestehen, ob a) Körperpflege oder d) Mobilität a) Körperpflege c) Ernährung b) Ausscheidung a) Körperpflege e) Lebensplanung a) Körperpflege oder e) Lebensplanung d) Mobilität oder e) Lebensplanung e) Lebensplanung

8

8.1.4 Die Fünf-Bereiche-Pflegeplanung ambulant

Bereich a) Körperpflege und Kleiden (AEDL 4, 7, 10)

Datum: *04.01.2020* **Kunde:** *Erwin Gast*

Planung erstellt von: *Jutta König*

Informationen/Biografie/Vorlieben/Wünsche/Gewohnheiten/Bedürfnisse/Besonderheiten/wichtige Hinweise
Herr Gast ist ein gepflegter Mann. Er ist es gewohnt, sich täglich glatt zu rasieren. Er duscht einmal pro Woche und lässt sich dabei die Haare waschen. Er trägt tagsüber am liebsten Hemd und Strickjacke und zur Nacht seinen Pyjama.

Ressourcen des Kunden (Was kann er noch im Bereich Waschen/Kleiden?)
Herr Gast putzt sich selbst seine Zähne, er hat keine Prothese.

Nutzung von Hilfsmittel beim Waschen (Duschsitz, Wannenlift, Toilettenstuhl etc.)
☐ **Keine**
Herr Gast hat einen Duschsitz.

Was übernehmen Angehörige im Bereich Waschen/Kleiden?
☐ **Keine Angehörigen**
Herr Gasts Tochter kümmert sich um die Wäscheversorgung.

Was übernehmen Haushaltshilfen im Bereich Waschen/Kleiden?
☒ **Keine Haushaltshilfe**

Was übernehmen Externe (Fußpflege, Friseur etc.)
☐ **Keine Leistung durch Externe in dem Bereich**
Eine Fußpflegerin kommt alle 5–6 Wochen zu Herrn Gast zur Fußpflege.

Was übernehmen Pflegekräfte des ambulanten Dienstes in diesem Bereich (was, wann, wie oft, womit)**?**
siehe Ablaufplan

Problem (Warum muss der ambulante Dienst Maßnahmen im Bereich Körperpflege/Kleiden übernehmen?)
Herr Gast hat nicht mehr die Beweglichkeit in den Schultern, um sich selbstständig zu waschen, zu duschen oder sich anzuziehen. Er benötigt Hilfe.

Intertrigoneigung (Wundsein)
☒ nein
☐ ja, an folgenden Stellen: (Prophylaxe siehe Maßnahme/Ablaufplan)

Problematische Haut bekannt
☒ nein
☐ ja, an folgenden Stellen: warum: (Prophylaxe siehe Maßnahme/Ablaufplan)

Pneumonierisiko bekannt
☒ nein
☐ ja, weil: (Prophylaxe siehe Maßnahme/Ablaufplan)

Soor/Parotitisgefahr bekannt
☒ nein
☐ ja, weil: (Prophylaxe siehe Maßnahme/Ablaufplan)

Beratungsgespräch zu folgendem Risiko:
geführt am: Broschüre ausgehändigt am:

Ziel (Was hat die Maßnahme für einen Zweck? Was ist realistisch erreichbar?)
Herr Gast ist nach seinen Wünschen und Bedürfnissen gepflegt.

Evaluation/Auswertung/Kontrolle/Ergebnis

Datum	Bemerkungen	Handzeichen
04.03.2020	*Herr Gast hatte nach Krankenhausaufenthalt im Februar einen Pilz im Intimbereich. Dieser wird nach ä.VO behandeln und geht langsam zurück. Sonstige Haut intakt.*	*JK*

8

Bereich b) Ausscheidung (AEDL 6)

Datum: *04.01.2020* **Kunde:** *Erwin Gast*

Planung erstellt von: *Jutta König*

Wichtige Informationen/Biografie/Wünsche/Gewohnheiten/Besonderheiten/ Bedürfnisse/Vorlieben (nur in Bezug auf Ausscheidung)
Herr Gast legt viel Wert auf Sauberkeit. Er wäscht sich nach jeder Ausscheidung gründlich die Hände. Es ist ihm wichtig, dass seine Intimsphäre gewahrt wird und man das Bad verlässt, während er auf der Toilette sitzt.

Ressourcen des Kunden (was kann er noch?)
Herr Gast bemerkt Harn- und Stuhldrang und sucht die Toilette selbstständig auf.

Nutzung von Hilfsmittel (Toilettenstuhl, Urinflasche, Steckbecken)
☐ **Keine**
Herr Gast nutzt in der Nacht eine Urinflasche, damit er nicht aufstehen muss, denn er ist nachts zu langsam und wackelig auf den Beinen.

Was übernehmen Angehörige in Bereich Ausscheidung?
☐ **Keine Angehörigen**
Nichts

Was übernehmen Haushaltshilfen in Bereich Ausscheidung?
☒ **Keine Haushaltshilfe**

Was übernehmen Pflegekräfte des ambulanten Dienstes in diesem Bereich
(was, wann, wie oft, womit)?
siehe Ablaufplan

Probleme (Warum muss der ambulante Dienst pflegerische Maßnahmen in diesem Bereich übernehmen?)
Herr Gast bemerkt Harndrang teilweise zu spät, dadurch nässt er ein und ist auf Inkontinenzprodukt angewiesen, was ihm peinlich ist.

Intertrigoneigung (Wundsein)
☒ nein
☐ ja, an folgenden Stellen: (Prophylaxe siehe Maßnahme/Ablaufplan)

Obstipationsneigung bekannt
☐ nein, hat alle ...Tage Stuhlgang
☒ ja, *sagt, er habe schon viele Jahre Probleme* (Prophylaxe siehe Maßnahme)

☒ Kunde nimmt selbstständig Abführmittel
☐ Angehöriger verabreicht eigenständig Abführmittel
☐ sonstige Maßnahmen zur Obstipationsprophylaxe durch Kunde/Angehörige

8

Ziel (Was hat die Maßnahme für einen Zweck? Was ist realistisch erreichbar?)
Ist nach seinen Bedürfnissen mit Inkomaterial versorgt. Meldet sich bei Problemen in der Ausscheidung

Evaluation/Auswertung/Kontrolle/Ergebnis

Datum	Bemerkungen	Handzeichen
04.03.2020	*Herr Gast hatte im Krankenhaus im Februar einen Katheter bekommen, diesen mochte er allerdings nicht behalten. Ist jetzt wieder mit Inkomaterial xy versorgt.*	*JK*

Bereich c) Ernährung und Trinken (AEDL 5)

Datum: *04.01.2020* **Kunde:** *Erwin Gast*

Planung erstellt von: *Jutta König*

Informationen/Biografie/Wünsche/Gewohnheiten/Bedürfnisse/Besonderheiten/ Vorlieben/Was isst der Kunde gerne, was trinkt er am Liebsten
Herr Gast isst in der Regel nur die Hauptmahlzeiten am Tag. Er ist nicht gewohnt, zwischendurch zu essen oder auch zu trinken. Er trinkt morgens gern einen Kaffee schwarz mit 1 Stück Zucker, tagsüber trinkt er eher Tee oder Wasser.

Ressourcen des Kunden (Was kann er noch im Bereich Ernährung/Trinken?)
Herr Gast kann sein Essen allein herrichten und essen. Er kann sich einfache, warme Gericht selbst zubereiten.

Besondere Hinweise zum Ess- und Trinkverhalten oder Nutzung von bestimmtem Geschirr etc.
Herr Gast trinkt zu wenig, er trinkt meist nur zum Essen ein bis zwei Gläser und kommt so auf Trinkmengen um die 1000 ml/Tag

Was übernehmen Angehörige im Bereich Ernährung/Trinken?
☐ **Keine Angehörigen/keine Leistungen**
Tochter redet ihrem Vater gut zu, mehr zu trinken.

Was übernehmen Haushaltshilfen im Bereich Ernährung/Trinken?
☒ **Keine Haushaltshilfe/keine Leistungen**

Was übernehmen Pflegekräfte des ambulanten Dienstes in diesem Bereich
(was, wann, wie oft, womit)?
siehe Ablaufplan

Problem (Warum muss der ambulante Dienst Maßnahmen im Bereich Ernährung/Flüssigkeitsversorgung übernehmen?)
Herr Gast hat kein Durstempfinden, möchte zudem nicht so oft zur Toilette und vermeidet es deshalb, viel zu trinken.

Gewichtsverluste bekannt
☒ nein
☐ ja, weil: (Maßnahme siehe Maßnahme/Ablaufplan)

Untergewicht bekannt
☒ nein, Kunde wiegt im Schnitt *78* Kilo, trägt Konfektionsgröße *48/50*
☐ ja, weil: (Prophylaxe siehe Maßnahme/Ablaufplan)

Kritische Trinkmenge bekannt
☐ nein, Kunde trinkt im Schnitt … Liter/Tag
☒ ja, Kunde trinkt im Schnitt *1,0* Liter/Tag, weil: *kein Durstgefühl und Vermeidung Ausscheidung* (Prophylaxe siehe Maßnahme/Ablaufplan)

Beratungsgespräch zu folgendem Risiko: *kritische Trinkmenge*
geführt am: *04.03.2020*, Broschüre ausgehändigt am: *04.03.2020*

Ziel (Was hat die Maßnahme für einen Zweck? Was ist realistisch erreichbar?)
Trinkt bei jedem Einsatz zwei Gläser

Evaluation/Auswertung/Kontrolle/Ergebnis

Datum	Bemerkungen	Handzeichen
04.03.2020	*Herr Gast trinkt bei den Hausbesuchen meist 2 Gläser. Allerdings sagt er auch, er würde nach wie vor nicht so viel trinken, um häufiges Wasserlassen zu vermeiden. Erneut Gespräch geführt, wie wichtig das Trinken ist.*	*JK*

8

Bereich d) Mobilität (AEDL 2, 11)

Datum: *04.01.2020* **Kunde:** *Erwin Gast*

Planung erstellt von: *Jutta König*

Informationen/Biografie/Gewohnheiten/Wünsche/Gewohnheiten/Bedürfnisse/Besonderheiten/wichtige Hinweise
Herr Gast geht nicht mehr viel außer Haus. Es ist ihm zu beschwerlich. Nur selten begleitet er die Tochter beim Einkaufen.

Ressourcen des Kunden (Was kann er noch im Bereich Bewegung/Mobilität?)
Herr Gast geht innerhalb seiner Wohnung mit seinem Stock selbstständig. Er legt mittags die Beine hoch, ist aber keinen Mittagsschlaf gewohnt.

Nutzung von Hilfsmitteln (Rollator, Stock, Gehwagen, Lifter etc.) – **Wie werden die Hilfsmittel genutzt?**
☐ **Keine**
Herr Gast geht nie ohne seinen Stock.

Was übernehmen Angehörige im Bereich Bewegung/Mobilität?
☐ **Keine Angehörigen**
Nichts

Was übernehmen Haushaltshilfen im Bereich Bewegung/Mobilität?
☒ **Keine Haushaltshilfe**

Was übernimmt der ambulante Dienst im Bereich Bewegung/Mobilität
(was, wann, wie, wie oft, womit?)
siehe Ablaufplan

Problem (Warum muss der ambulante Dienst Maßnahmen im Bereich Bewegung / Mobilität übernehmen?)
Herr Gast kann die Beine nicht mehr selbst aus dem Bett nehmen und auch nicht allein stehen.

Schmerzäußerungen
☒ nein
☐ ja, Assessment ausfüllen und Maßnahmen siehe Ablaufplan

Thromboserisiko bekannt
☒ nein
☐ ja, weil: (Prophylaxe siehe Maßnahme/Ablaufplan)

Kontrakturrisiko bekannt
☐ nein
☒ ja, an folgenden Stellen: *beide Schultern nicht frei beweglich* warum: *unbeweglich*
(Prophylaxe siehe Maßnahme)

Dekubitusrisiko bekannt
☒ nein
☐ ja, an folgenden Stellen: warum: (Prophylaxe siehe Maßnahme)

Sturzrisiko erhöht
☐ nein
☒ ja, in folgender Situation: *Herr Gast hat viele Teppiche in der Wohnung*
(Prophylaxe siehe Maßnahme)

Beratungsgespräch zu folgendem Risiko: *Stolperfallen durch Teppiche*
geführt am: *04.01.2020*, Infobroschüre ausgehändigt am: *04.01.2020*

Ziel (Was hat die Maßnahme für einen Zweck? Was ist realistisch erreichbar?)
Teppiche werden weggenommen oder die mittels Klebestreifen befestigt.

Evaluation/Auswertung/Kontrolle/Ergebnis

Datum	Bemerkungen	Handzeichen
04.03.2020	*Herr Gast ist nicht gestürzt seit der letzten Auswertung. Seine Teppiche möchte er trotz Gefahr nicht beseitigen oder festkleben. Tochter wurde gebeten, Antirutschmatte zu besorgen, damit diese unter den Teppich gelegt werden kann.*	*JK*

Bereich e) Lebensplanung (AEDL 8, 9, 12, 13)

Datum: *04.01.2020* **Kunde:** *Erwin Gast*

Planung erstellt von: *Jutta König*

Wichtige Informationen zum Kunden, seine Bedürfnisse im Alltag (nicht bei der Pflege), **seine Einstellung zum Leben, Wünsche, Gewohnheiten, wichtige biografische Hinweise**
Herr Gast ist ein freundlicher zuvorkommender älterer Herr. Er lebt allein, seit seine Frau 2003 verstorben ist. Er kommt gut allein zurecht, vermisst seine Frau doch noch oft, wie er sagt. Er war langjähriger Mitarbeiter einer Druckerei und ist heute noch interessiert an der Tagespresse. Er sagt, er habe keine Angst vor dem Tod und glaubt fest daran, in den Himmel zu seiner Frau zu kommen und dort mit ihr weiterzuleben. Darüber erzählt er oft und gern und der Tod scheint ihm keine Belastung.

Ressourcen des Kunden (Sprachvermögen, Hörvermögen, Sehvermögen, Möglichkeit sich mitzuteilen, verbal und nonverbal über Mimik und Gestik), **Hinweise zu Orientierungsvermögen**
Herr Gast kann sich uneingeschränkt mitteilen und ist in allen Bereichen orientiert. Er hört schlecht, möchte aber kein Hörgerät tragen, weil er nach seiner Aussage damit nicht klarkommt und froh ist, vielen nicht hören zu müssen.

Wie verbringt der Kunde seinen Tag gewöhnlich, was macht er gern?
Herr Gast steht morgens gegen 7:30 Uhr auf, hält Mittagsruhe in seinem Sessel und geht gegen 21:30 Uhr zu Bett.
Abends schaut er vorm Schlafengehen gern noch etwas fern. Am liebsten Nachrichten und Reportagen. Gern aber auch mal Tiersendungen. Dabei hat er das Fernsehen immer etwas laut gestellt, sodass sich Nachbarn schon beschwert haben.

Was übernehmen Angehörige in diesem Bereich und bei der Alltagsgestaltung?
☐ **Keine Angehörigen**
Herr Gast hat eine Tochter, die im Ort wohnt und nahezu täglich bei ihrem Vater vorbeischaut. Sie kümmert sich auch um die Wohnung, die Wäsche und andere Alltagsaufgaben.

Was übernehmen Haushaltshilfen in diesem Bereich und bei der Alltagsgestaltung?
☒ **Keine Haushaltshilfe**

Was übernimmt der ambulante Dienst in diesem Bereich und bei der Alltagsgestaltung?
Gespräche im Rahmen des Pflegeeinsatzes.

Problem (Warum muss der ambulante Dienst Maßnahmen in diesem Bereich und bei der Alltagsgestaltung übernehmen?)
Keine

Ziel (Was hat die Maßnahme für einen Zweck? Was ist realistisch erreichbar?)
Keine

Evaluation/Auswertung/Kontrolle/Ergebnis

Datum	Bemerkungen	Handzeichen
04.03.2020	*Herr Gast ist weiter selbstständig in seiner Lebensgestaltung.*	*JK*

8.2 Variante 2: Verzichten Sie auf Anamnese- und Biografiebögen

Wie ich bereits bei der Entbürokratisierung verdeutlicht habe, sind separate Erhebungen zur Biografie und Anamnese entbehrlich. Sie können eine Pflegeplanung bereits am ersten Tag beginnen und dann in der Folge weiterführen. Hier (▶ Tab. 14) einige Beispiele:

Tab. 14: Pflegeplanung ab dem ersten Tag (stationär)

AEDL	Datum	Information, Biografie, Vorlieben, Abneigungen Gewohnheiten, Wünsche und Ressourcen	Ressourcen, Probleme	Ziele	Maßnahmen
1	Einzug 26.02.19	Frau M. trägt ihre Brille, kann damit lesen. Hat im rechten Ohr ein Hörgerät, hört damit nach eigenen Angaben einigermaßen, denkt darüber nach, auch links eins zu nutzen.			
	15.06.19	Hat sich für das li. Ohr ein Hörgerät anpassen lassen, kommt gut damit zurecht.			
2	Einzug 26.02.19	Hat eigenen Rollator mitgebracht, geht damit sicher, wenn auch etwas nach vorn gebeugt. Hat den Rollator seit einem Sturz zuhause im Jahr 2008. Keine akute Kontraktur, Thrombose, Dekubitusgefahr. Hat keine Angst vor Stürzen.	R.: Kann selbstständig in Zimmer und Etage gehen. Meldet sich bei Hilfebedarf. Geht sicher und überschätzt sich nicht. P.: Kann nicht allein ins Bett steigen oder aufstehen, weil ihr die Beine zu schwer sind.	Fühlt sich sicher	Beine auf Wunsch aus dem Bett oder ins Bett heben, dabei Arm unterstützend um ihren Rücken legen.

2	15.06.19	Keine akut erhöhte Sturzgefahr: trägt immer feste Schuhe, schätzt ihre Fähigkeiten realistisch ein, geht sicher, nutzt immer Rollator und Brille. Seit 2008 keine Stürze bekannt. Hat von der Tochter einen neuen Rollator mit Einkaufskorb zum Geburtstag bekommen, freut sich und kommt damit zurecht.
3	Einzug 26.02.19	Hat seit 1996 Diabetes mellitus, spritzte sich die ersten Jahre zuhause selbst, dann vom ambulanten Dienst.
	15.06.19	Der BZ ist stabil bei um 130 mg/dl nüchtern. Frau M. hält sich mit dem Essen zurück; sagt, sie weiß schon lange, was ihr gut tut und was nicht.

8

AEDL	Datum	Information, Biografie, Vorlieben, Abneigungen Gewohnheiten, Wünsche und Ressourcen	Ressourcen, Probleme	Ziele	Maßnahmen
4	Einzug 26.02.19	Mag gern gut riechen und schätzt es, wenn man ihr Komplimente über ihr Aussehen macht. Legt Wert auf gut sitzende Frisur (Wasserwelle wöchentlich von Friseur). Ist wöchentliches Baden gewohnt, duschen mag sie nicht. Fußbad ist ihr angenehm und weibliche Mitarbeiter. Mag es, die Haare, lange gekämmt zu bekommen (alles nach hinten).	R: Möchte die Haare nur vom Friseur gemacht bekommen, 1x Woche Freitag. Nimmt Zähne nachts raus in Apfelessigwasser (von zuhause gewohnt). Putzt morgens Zähne vorm Einsetzen selbst. P: Möchte nicht allein baden, kann sich Rücken und Unterkörper nicht selbst waschen, weil sie nicht mehr so gelenkig ist und sich schlecht bücken kann.	Ist ihren Bedürfnissen entsprechend gepflegt. Füße sind wöchentlich gebadet.	Wenn Frau M. klingelt, ins Bad helfen, am Waschbecken Rücken waschen. Im Stehen Intimbereich waschen und auf Wunsch die Füße kurz ins Wasser stellen. Haare kämmen.
	18.03.19		Neigt zu trockener Haut an den Schienbeinen und Fußsohlen.	Rückfettung der Haut	Nach dem Füßewaschen oder Fußbad mit ihrer eigenen Creme (meist Linola) eincremen.
	15.06.19		Die Tochter bringt Frau M. freitags zum eigenen Friseur in den Ort, weil Frau M. mit dem Hausfriseur nicht zufrieden war.		

5	Einzug 26.02.19	Sagt, sie war nie dünn gewesen, als Jugendliche habe sie immer die dünnen Freundinnen bewundert. Sie habe schon 20 Jahre Konfektionsgröße 48/50 und wiege um die 100 Kilo bei einer Größe von 162 cm.	R: Kann Mahlzeiten selbst zerkleinern und Nahrung sowie Getränke selbstständig aufnehmen.
	18.03.19	Früher habe sie Abnehmversuche gemacht, aber dafür habe sie mit zunehmendem Alter die Lust verloren und heute möchte sie nicht verzichten. Mag gern schon zum Frühstück deftiges Essen, wie Rührei, Speck, Bohnen. Trinkt tagsüber viel Kaffee und abends mal einen Piccolo, der die Tochter bringt.	R: Geht für alle Mahlzeiten selbstständig in den Speiseraum, bleibt dort auch nach dem Essen gern noch zum Erzählen sitzen. Trinkt im Schnitt 1,8 Liter

AEDL	Datum	Information, Biografie, Vorlieben, Abneigungen Gewohnheiten, Wünsche und Ressourcen	Ressourcen, Probleme	Ziele	Maßnahmen
6	Einzug 26.02.19	Hat von zuhause Tena Lady mitgebracht, die sie seit ca. 5 Jahren als Wäscheschutz nutzt. Hat schon seit vielen Jahren Obstipationsneigung und nimmt Früchtewürfel oder trinkt Sauerkrautsaft nach eigenem Ermessen.	R: Frau M. sucht die Toilette selbstständig auf und säubert sich nach dem Toilettengang.		
	18.03.19		Hat alle 2–3 Tage Stuhlgang, nimmt weiter Früchtewürfel.		
	15.05.19		P.: Kann sich nach dem Stuhlgang nicht mehr gründlich abwischen, kommt nicht mehr so gut ran. Hatte dadurch Intertrigo in der Analfalte.	Intakte Haut erhalten, Reizungen rechtzeitig feststellen	Wenn Frau M. klingelt, behilflich sein beim Abwischen und fragen, ob es so in Ordnung ist. Haut kontrollieren und ggf. mit feuchtem Einmalwaschlappen reinigen, wenn trockenes Wischen die Haut beansprucht.
7	Einzug 26.02.19	Hat von zuhause nur Röcke und Blusen sowie lange Baumwollnachthemden für nachts mitgebracht.	R.: Kann sich die Knöpfe an der Bluse selbst schließen und wählt ihre Kleidung selbst aus. P: Kann sich nicht so gut bücken und benötigt Hilfe beim Einsteigen in die Unterbekleidung und Schuhe.		Kleiderwahl besprechen und nach dem Waschen beim Ankleiden behilflich sein. Abends beim Auskleiden und Überzeihen des Nachthemdes behilflich sein.

7	15.05.19	Trägt nur Halbschuhe mit Klettverschluss, hat sich von der Tochter ein zweites Paar bringen lassen. Ihre Hausschuhe trägt sie seit Einzug schon nicht mehr. Trägt nachts immer ihre Unterhose mit Vorlage.
8	Einzug 26.02.19	Sagt, sie habe keine Schlafprobleme, gehe früh zu Bett und morgens zeitig raus. Ist es gewohnt, bei offenem Fenster zu schlafen, auch im Winter. Möchte es aber abgedunkelt im Raum.
	18.03.19	Möchte nachts (zwischen 23:00 und 6:00 Uhr) nicht mehr durch die Nachtwache gestört werden; sagt, sie könne nicht mehr einschlafen. Wollte zudem das Bett auf die linke Seite umgestellt haben, weil dies ihre von zuhause gewohnte Schlafseite sei.

AEDL	Datum	Information, Biografie, Vorlieben, Abneigungen Gewohnheiten, Wünsche und Ressourcen	Ressourcen, Probleme	Ziele	Maßnahmen
9	Einzug 26.02.19	Hatte nach eigenen Angaben zuhause nie Langeweile. Hat der Tochter beim Kochen geholfen und hatte viel Besuch von Nachbarn und Freunden oder ließ sich von der Tochter zu diesen fahren.			
	18.03.19	Hat eigenen Angaben zufolge Interesse an Backen und Kochen, Klatschpresse und Sendungen über Promis. Geht gern donnerstags zur Kochgruppe und samstags zum Bingo. Hat »BUNTE« abonniert und schaut abends bis gegen 21:00 Uhr TV vom Bett aus.	R.: Ist an Angeboten des Hauses interessiert, liest sich die Angebote selbst vom Plan ab und entscheidet, wo sie hingeht.		
10	Einzug 26.02.19	Siehe AEDL 4			
11	Einzug 26.02.19	Siehe AEDL 2			
12	Einzug 26.02.19	Die jüngste Tochter lebte bei Frau M. mit im Haus und zu ihr hat sie den intensivsten Kontakt, wie sie sagt.	R: Scheint vom ersten Moment an kontaktfreudig		

12	18.03.19	Jüngste Tochter kommt ca. 5x pro Woche und tätigt alle Erledigungen für die Mutter. Die älteste Tochter wohnt 130 km entfernt und war schon mal da, was Frau M. sehr freute.
	15.06.19	Nachbarn und Bekannte kommen einmal monatlich zum gemeinsamen Kaffeeklatsch, Frau M. freut sich riesig und erzählt im Vorfeld und Nachgang gern davon.
13	Einzug 26.02.19	Sprach kurz davon, dass sie schon lange auf sich gestellt war, nachdem ihr Mann 1966 an Krebs verstarb, ging aber nicht weiter darauf ein.
	18.03.19	Erzählt viel und gern aus ihrem Leben. Hat viel zu berichten aus ihrem Sekretariatsleben in der Schuhfirma XY, dem Generationswechsel und den Produktionsschwankungen einzelner Konjunkturen. Sagt, sie habe ihren Mann nur in den Anfangsjahren vermisst, habe sich aber mit sich arrangiert. Sie wollte nie Haustiere, hat dann aber immer auf den Pudel der Tochter aufgepasst und ihn lieben gelernt.

8

Tab. 15: Pflegeplanung ab dem ersten Tag (ambulant)

AEDL	Datum	Information, Biografie, Vorlieben, Abneigungen Gewohnheiten, Wünsche und Ressourcen	Ressourcen, Probleme	Ziele	Maßnahmen
1	Aufnahme 26.02.19	Frau M. trägt ihre Brille, kann damit lesen. Hört nicht mehr so gut, versteht aber, wenn man etwas lauter redet.			
	15.06.19	Möchte sich aus Kostengründen kein Hörgerät anpassen lassen.			
2	Aufnahme 26.02.19	Hat eigenen Rollator, nutzt ihn aber nur außerhalb des Hauses. In der Wohnung geht sie, indem sie sich an Möbel festhält.	R.: Kann selbstständig aufstehen und zu Bett gehen und sich innerhalb und außerhalb des Hauses fortbewegen.		
	15.03.19	Keine akute Kontraktur, Thrombose, Dekubitusgefahr. Hat keine Angst vor Stürzen, trägt zuhause immer Hausschuhe, ist damit noch nicht gefallen. Ist im Hof auf dem Weg zur Mülltonne, als es glatt war, gefallen. Dennoch keine akute Sturzgefahr, weil Frau M. Risiken normalerweise gut einschätzt, nur an dem Tag hatte sie es eilig, wie sie sagt.			

3	Aufnahme 26.02.19	Hat seit 1996 Diabetes mellitus, spritzte sich selbst und misst sich tägl. BZ.			
	15.06.19	Das Spritzen am Morgen hat sie nun uns überlassen, sagt, das entlaste sie, sie muss sich dann nicht mehr selbst kümmern und so aufpassen. BZ misst sie immer vorm Pflegeeinsatz selbst und teilt Werte der Pflegekraft mit.			
4	Aufnahme 26.02.19	Sagt, sie war immer schon eine einfache Frau und Körperpflege sei notwendig, aber, wie sie sagt, »auftakeln« stehe ihr nicht. Hat ein Stück Seife zum Waschen im Bad und nutzt eine alte Waschschüssel. Das Wasser nutzt sie noch zur Toilettenspülung.	R: Sagt, was sie gern mag. Versorgt sich die Woche über selbst oder lässt sich von der Tochter helfen. P.: Tochter hat Pflege zum Duschen einbestellt, weil Frau M. das nicht mehr schafft. Neigt zu trockener Haut an den Knöcheln und Fußsohlen.	Ist ihren Bedürfnissen entsprechend gepflegt. Füße sind wöchentlich gecremt.	Mittwochs Duschen, dabei Waschlappen für die Augen reichen und möglichst kein Wasser über das Gewicht fließen lassen. Nach dem Duschen Füße mit Lotion (keine bestimmte) eincremen.
	18.03.19	Hasst es, wenn das Wasser in die Augen kommt, schimpft dann und meint, die Pflegekraft passe nicht genug auf. Legt nach wie vor nicht viel Wert auf ihre Hautpflege und sagt, sie vergesse das Füßeeincremen oder halte es für nicht erforderlich.		Cremt sich wenigstens einmal pro Woche ein.	Frau M. empfehlen, die Beine und Füße auch unter der Woche mal einzucremen, sich einen festen Tag zu vorzunehmen.

8

EDL	Datum	Information, Biografie, Vorlieben, Abneigungen Gewohnheiten, Wünsche und Ressourcen	Ressourcen, Probleme	Ziele	Maßnahmen
5	Aufnahme 26.02.19	Tochter berichtet, dass die Mutter immer zierlich und klein war. Frau M. bereitet sich nach eigenen Angaben alle Mahlzeiten selbst zu.	R: Kann Mahlzeiten selbst zerkleinern und Nahrung sowie Getränke selbstständig aufnehmen.		
	23.04.19	Tochter bietet Frau M. jeden Tag ein warmes Essen an oder Mitessen im Obergeschoss. Frau M. lehnt häufig ab, sagt, sie will unabhängig bleiben. Kocht sich fast täglich Kartoffeln, ihr Hauptnahrungsmittel.	Trinkt täglich eine große Kanne Tee, die sie sich morgens kocht. Zudem mag sie zum Abendessen ein Clausthaler		
6	Aufnahme 26.02.19	Ist nach eigenen Angaben kontinent für Urin und Stuhl.	R: Frau M. sucht die Toilette selbstständig auf und säubert sich nach dem Toilettengang.		
	15.05.19	Frau M. hat immer Baumwollläppchen in die Unterhose gelegt (zerschnittene Handtücher etc.), damit die Unterhosen nicht schmutzig werden.	Tochter hat der Mutter kleine Vorlagen besorgt, die sie sich in die Hose legen kann als Wäscheschutz. Frau M. scheint diese auch zu nutzen.		

7	Aufnahme 26.02.19	Trägt zuhause immer nur Kittelschürzen.	R.: Kann sich selbstständig an- und auskleiden. Lässt sich nach dem Duschen in die Kittelschürze helfen
	15.05.19	Frau M. trägt unter ihrer Kittelschürze nur eine Unterhose, auf BH und Unterhemd verzichtet sie aufgrund der Wärme im Sommer.	
8	Aufnahme 26.02.19	Sagt, sie habe keine Schlafprobleme, gehe früh zu Bett und morgens zeitig raus. Ist es gewohnt, bei offenem Fenster zu schlafen, auch im Winter. Möchte es aber abgedunkelt im Raum.	
	15.05.19	Steht meist schon vor 6:00 Uhr auf, sagt, sie hat zu viel zu tun, um die Zeit im Bett zu vertrödeln. Schätzt es nicht, wenn der Pflegeeinsatz nach 7:00 Uhr stattfindet.	
9	Aufnahme 26.02.19	Bewältigt ihren Haushalt noch größtenteils selbst, damit ist sie auch jeden Tag beschäftigt.	
	18.03.19	Liest am Nachmittag gern mal die Tageszeitung, die ihr die Nachbarin vor die Tür legt.	

EDL	Datum	Information, Biografie, Vorlieben, Abneigungen Gewohnheiten, Wünsche und Ressourcen	Ressourcen, Probleme	Ziele	Maßnahmen
10	Aufnahme 26.02.19	Keine Besonderheiten zu berichten, bei Aufnahme nichts zu vermerken.			
	18.05.19	Sagt, sie würde sich nie von einem Mann waschen lassen.			
11	Aufnahme 26.02.19	Siehe AEDL 2			
12	Aufnahme 26.02.19	Die jüngste Tochter lebte bei Frau M. mit im Haus, sie kümmert sich auch um die Mutter.			
	18.03.19	Die Nachbarin bringt täglich Zeitung, kommt aber nicht immer rein. 1–2 x die Woche kommt sie zum Kaffee.			
13	Aufnahme 26.02.19	Ist seit 1996 verwitwet, sprach beim ersten Besuch relativ neutral vom Mann.			
	18.03.19	Erzählt eher wenig aus ihrem Leben und wenn dann sagt sie, es war hart und entbehrungsreich.			

Diese beiden Beispiele zeigen, dass Sie eine Pflegeplanung am ersten Tag mit der Informationssammlung beginnen können. Zur Informationssammlung gehören dann eben alle biografischen Daten und Besonderheiten sowie Wünsche und Bedürfnisse. Die Planung können Sie in den nächsten Wochen erganzen. Zudem entsprechen diese Ergänzungen auch einer Art Evaluation und Sie sammeln immer weiter Informationen.

Fazit

Wenn Sie auf Biografie und Informationssammlung auf separaten Papieren verzichten, haben Sie stattdessen eine lebendige und stets wachsende Pflegeplanung!

Auch bei den fünf Bereichen können Sie Informationen und Biografie gleich mit in die Planung einpflegen. Dann wird Ihre Pflegeplanungen noch kurzer und damit sicherlich häufiger von Ihren Kollegen gelesen – und all das zum Wohle Ihres Kunden!

8.2.1 Die Fünf-Bereiche-Pflegeplanung stationär

Bereich a) Körperpflege und Kleiden (AEDL 4, 7, 10)

Bewohnername: *Luise Möller* **Zi:** *124* **Bereich:** *WB 2 b*

Planung erstellt von: *Jutta König* **Datum:** *23.12.2019*

Informationen/Wünsche/Gewohnheiten/Vorlieben/Bedürfnisse/Rituale/Wichtige Hinweise zu Pflegeprodukten, Waschgewohnheiten – was trägt der Bewohner am liebsten am Tag und in der Nacht?
Frau Möller ist es gewohnt, sich morgens nur kurz und knapp zu waschen: Gesicht, Hände und Intimbereich. Sie ist es von früher gewohnt, die Haare vom Friseur oder der Tochter gewaschen zu bekommen. Sie nutzt kein Deo, aber gern xy-Gesichtscreme. Frau Möller trägt gern Rock, T-Shirt oder Pulli und eine Kittelschürze darüber. Zur Nacht trägt sie kurzärmelige Nachthemden und im Winter ein Schulterjäckchen darüber. Nachts belässt Frau Möller ihre gereinigte Zahnprothese im Mund.

Ressourcen des Bewohners (Was kann er noch?)
Frau Möller wäscht sich Gesicht und Oberkörper selbst. Auch den Intimbereich, so weit sie kommt. Sie kann auch beim Kleiden aktiv mithelfen. Sie kämmt sich die Haare im vorderen Bereich selbst und schaut dabei in den Spiegel. Manchmal sagt sie dabei: »Ich bin aber schon alt!« Sie legt Wert auf den guten Sitz ihrer Haare und fragt auch immer, ob sie so in Ordnung ist, dass sie aus dem Haus gehen kann.

Duschen/Badewünsche – wie oft und welche Besonderheiten?
Frau Möller duscht nicht gern, es ist ihr zu kalt und zu nass, wie sie sagt. Sie badet auch nicht sehr gern, lässt sich aber 1–2 Mal im Monat darauf ein.

Was übernehmen Angehörige oder Externe (Fußpflege, Friseur) **in diesem Bereich?**
Die Tochter wäscht Frau Möller samstags die Haare oder nimmt sie mit zum Friseur im Ort.

Maßnahmen der Pflegekräfte (Was, wann, wie, wie oft, womit?)
Frau Möller ins Bad begleiten, Wasser einlassen und zum Waschen auffordern. Während sie sich wäscht, kann man das Bad verlassen. Tägliche Hautkontrolle unter beiden Busen, da Frau Möller sich nicht immer wäscht und dann zu Intertrigo neigt. Beim Intimbereich benötigt Frau Möller Hilfe, da sie nicht sehr gründlich wäscht. Frau Möller erhält Hilfe beim Einsetzen und Herausnehmen der Zahnprothese. Das Baden wird ihr immer wieder angeboten. Wenn sie zustimmt (meist am späten Nachmittag), wird das Vollbad von der Pflege übernommen (ohne Haarewaschen).
Frau Möller erhält Hilfe beim Ankleiden, wobei sie in die Kleiderauswahl und das Ankleiden aktiv eingebunden wird. Zur Intertrigoprophylaxe unterm Busen trägt sie über dem Unterhemd ihren BH, somit ist ein feuchtes Milieu (Haut auf Haut) ausgeschlossen.

Problem (Warum muss der Mitarbeiter diese Maßnahmen übernehmen?) **sowie evtl. Risiko Intertrigo** (gefährdete Körperstellen genau benennen)
Frau Möller wäscht sich den Intimbereich nicht gründlich und vergisst nach dem Stuhlgang sich abzuputzen, daher ist nach dem Stuhlgang ein Waschen des Intimbereichs erforderlich. Frau Möller würde von sich aus keine Körperpflege oder Wäschewechsel durchführen. Sie vergisst es oder hält es nicht für nötig, das ist nicht immer ganz klar erkennbar.

Intertrigoneigung (Wundsein)
☐ nein
☒ ja, an folgenden Stellen: *unter beiden Busen* (Prophylaxe siehe Maßnahme/Ablaufplan)

8

Problematische Haut bekannt
☒ nein
☐ ja, an folgenden Stellen: warum: (Prophylaxe siehe Maßnahme)

Pneumonierisiko bekannt
☒ nein
☐ ja, weil (Prophylaxe siehe Maßnahme)

Soor/Parotitisgefahr bekannt
☒ nein
☐ ja, weil (Prophylaxe siehe Maßnahme)

Ziel (Was hat die Maßnahme für einen Zweck? Was ist realistisch erreichbar?)
Frau Möller ist nach ihren Wünschen gewaschen und gekleidet. Die Haut bleibt intakt.

Evaluation/Auswertung/Kontrolle/Ergebnis

Datum	Bemerkungen	Handzeichen
02.02.2020	*Frau Möller hilft weiter im o. g. Rahmen mit. Sie hat keinen Intertrigo unterm Busen. Sie badet ca. 1–2 Mal pro Monat, die Tochter wäscht ihr samstags die Haare.*	*JK*

Bereich b) Ausscheidung (AEDL 6)

Bewohnername: *Luise Möller* **Zi:** *124* **Bereich:** *WB 2 b*

Planung erstellt von: *Jutta König* **Datum:** *23.12.2019*

Informationen/Biografie/Vorlieben/Wünsche/Gewohnheiten/Bedürfnisse/Rituale/ Wichtige Hinweise (nur in Bezug auf den Bereich Ausscheidung)
Frau Möller ist weitgehend kontinent. Nur wenn sie die Toilette nicht schnell genug findet, neigt sie zum Einnässen. Sie hat kein ausgeprägtes Schamgefühl, möchte aber dennoch allein *auf Toilette sitzen und sagt auch, sie komme allein zurecht.*

Ressourcen des Bewohners (was kann er noch?) **und Stuhlgangfrequenz**
Frau Möller nutzt die Toilette allein, tags und auch nachts. Sie hat alle 2–3 Tage Stuhlgang, was man an den Hosen sieht.

Nutzung von Hilfsmitteln (Toilette, Toilettenstuhl, Steckbecken, Urinflasche, Lifter etc.) **Wie nutzt er das Hilfsmittel, mit oder ohne Hilfe?**
Keine Hilfsmittel

Was übernehmen Angehörige in diesem Bereich?
Die Tochter agiert hier nicht.

Maßnahmen der Pflegekräfte (was, wann, wie, wie oft, womit?) **inkl. Prophylaxen** (Intertrigo Intimbereich und Obstipation)
Morgens nach der Pflege die Slipeinlage (Produkt xy) in die Hose kleben. Hilfe anbieten, wenn Frau Möller die Toilette nicht gleich findet.

Problem (Warum muss der Mitarbeiter diese Maßnahmen im Bereich der Ausscheidung übernehmen?)
Frau Möller findet die Toilette nicht immer und ist dann unsicher oder nässt ein. Sie nutzt nach der Ausscheidung/Stuhlgang kein Papier, daher muss am Abend eine weitere Intimbereichwaschung angeboten werden.

Intertrigoneigung (Wundsein)
☒ nein
☐ ja, an folgenden Stellen: (Prophylaxe siehe Maßnahme)

Obstipationsneigung bekannt
☒ nein, hat alle *2–3* Tage Stuhlgang
☐ ja, weil (Prophylaxe siehe Maßnahme)

☐ Kunde nimmt selbstständig Abführmittel
☐ Angehöriger verabreicht eigenständig Abführmittel
☐ Medikamente zur Obstipationsprophylaxe vom Arzt verordnet
☒ nein, ☐ ja siehe Mediplan

Ziele (Was hat die Maßnahme für einen Zweck? Was ist realistisch erreichbar?)
Frau Möller geht weiter selbst zur Toilette.

Evaluation/Auswertung/Kontrolle/Ergebnis

Datum	Bemerkungen	Handzeichen
02.02.2020	*Frau Möller geht weiter selbstständig zur Toilette.*	*JK*

Bereich c) Ernährung und Trinken (AEDL 5)

Bewohnername: *Luise Möller* **Zi:** *124* **Bereich:** *WB 2 b*

Planung erstellt von: *Jutta König* **Datum:** *23.12.2019*

Informationen/Biografie/Wünsche/Gewohnheiten/Bedürfnisse/Rituale/ Wichtige Hinweise: Was isst der Kunde gern, was trinkt er am liebsten, wie war das mit dem Trinken und das Gewicht zu Hause?
Frau Möller isst gern, vor allem deftige Speisen, wie sie diese früher auch gern gekocht hat. Dazu zählen Braten mit Soße, Klöße, Kotelett etc. Sie isst aber auch gern einen süßen Nachtisch. Frau Möller hat eine Abneigung gegen Bier und Schnaps. Fragt oft beim Essen, ob da Alkohol drinnen sei. Wenn man ihr ein Getränk eingießt, fragt sie auch meistens, ob etwa Schnaps im Glas sei und dass sie diesen nicht mögen würde.
Frau Möller war schon immer eine kräftige Frau, wie auch den Aussagen der Tochter zu entnehmen ist.

Ressourcen des Bewohners (was kann er noch?) **und wie viel trinkt er am Tag und was wiegt er im Schnitt?**
Frau Möller kann sich ihr Essen mundgerecht zubereiten und selbstständig essen. Sie isst meist alle angebotenen Speisen auf. Sie trinkt im Schnitt 1200 bis 1400 ml am Tag.

Umgang mit Besteck, Trinkgefäßen und Essgewohnheiten und Trinkverhalten
Frau Möller kann mit dem Besteck umgehen, nimmt aber auch die Hände, wenn sie nicht weiterkommt. Sie trinkt ihren Kaffee am Morgen gern aus einem großen Kaffeepott mit viel Milch ohne Zucker. Sie trinkt tagsüber meist Saft mit Wasser oder nur Wasser.

Was übernehmen Angehörige oder Externe in diesem Bereich?
Frau Möllers Tochter bringt samstags oft ein Stück Kuchen mit, um mit der Mutter gemeinsam Kaffee zu trinken.

Maßnahmen der Pflegekräfte (Was, wann, wie, wie oft, womit?)
☒ Keine

Problem (Warum muss der Mitarbeiter diese Maßnahmen übernehmen?) **sowie evtl. Risiken** (Gewichtsverlust, kritische Trinkmenge)
☒ Keine

Gewichtsverluste bekannt
☒ nein
☐ ja, weil (Assessment ausfüllen!)

Untergewicht bekannt
☒ nein, Kunde wiegt im Schnitt *78* Kilo, trägt Konfektionsgröße *46/48*
☐ ja, weil (Prophylaxe siehe Maßnahme)

Kritische Trinkmenge bekannt
☒ nein, Kunde trinkt im Schnitt *1200–1400 ml*/Tag
☐ ja, Kunde trinkt im Schnitt … Liter/Tag, weil (Protokoll ansetzen, Arzt informieren!)

8

Ziel (Was hat die Maßnahme für einen Zweck? Was ist realistisch erreichbar?)
Keine

Evaluation/Auswertung/Kontrolle/Ergebnis

Datum	Bemerkungen	Handzeichen
02.02.2020	*Ressourcen unverändert, keine Probleme*	*JK*

Bereich d) Mobilität (AEDL 2, 11)

Bewohnername: *Luise Möller* **Zi:** *124* **Bereich:** *WB 2 b*

Planung erstellt von: *Jutta König* **Datum:** *23.12.2019*

Informationen/Biografie/Wünsche/Gewohnheiten/Bedürfnisse/Rituale/Wichtige Hinweise in Bezug auf die Mobilität sowie auch Bewegungsgewohnheiten und Vorlieben
Frau Möller hat sich schon immer viel bewegt und war früher sehr aktiv. Sie geht etwas nach vorn gebeugt und ataktisch. Nach einer Hüftoperation 2002 ist ihr rechtes Bein etwas verkürzt. Sie hat nie orthopädische Schuhe getragen

Ressourcen des Bewohners (Was kann er noch?)
Frau Möller geht selbstständig im Zimmer und Wohnbereich; wenn sie nicht weiter weiß, fragt sie jemanden. Frau Möller ist beim alleinigen Umherlaufen bisher nicht gestürzt. Anfang 2013 ist sie beim Spaziergang mit der Tochter und einmal beim Rückweg von der Beschäftigung aus dem Aufzug gestürzt. Da sie diesen nicht mehr allein nutzt, ist die Gefahr ausgeschlossen.
Wenn sie sich müde fühlt oder Schmerzen in der Hüfte hat, setzt sie sich auf die nächst gelegene Sitzgelegenheit, das muss kein Stuhl oder Sessel sein, sondern kann auch eine Treppenstufe oder ein Möbelstück sein.

Nutzung von Hilfsmittel (Wechseldruckmatratze, Rollator, Stock, Gehwagen, Lifter etc.) – **Wie nutzt der Bewohner das Hilfsmittel, mit oder ohne Hilfe, sicher oder unsicher im Umgang mit Hilfsmittel?**
Keine

Was übernehmen Angehörige oder Externe (Krankengymnastik etc.) **in diesem Bereich?**
Keine Tätigkeit

Maßnahmen der Pflegekräfte (Was, wann, wie, wie oft, womit?)
Frau Möller aus dem Bett bzw. ins Bett helfen. Wenn sie müde aussieht oder sich auf falsche Möbel setzt, helfen, sich bequemer zu sitzen.
Wenn Frau Möller Schmerzen äußert, erhält sie ihre Bedarfsmedikation und die Möglichkeit sich auszuruhen. Dies nutzt sie meist nicht, sondern sucht Beschäftigung. Sie kann mit Arbeiten im Haushalt von Schmerz abgelenkt werden.

Problem (Warum muss der Mitarbeiter diese Maßnahmen übernehmen?) **sowie Risiken** (Pneumonie, Thrombose, Sturz, Kontraktur, Dekubitus), **gefährdete Körperstellen exakt benennen**
Frau Möller hat nicht die Kraft, die Beine selbst aus dem Bett zu heben oder ins Bett zu heben. Sie hat immer wiederkehrende Schmerzen an der rechten Hüfte. Dann kann sie kaum laufen.

Schmerzäußerungen
☐ nein
☒ ja, Assessment ausfüllen und Maßnahmen planen

Thromboserisiko bekannt
☒ nein
☐ ja, weil: (Prophylaxe siehe Maßnahme)

Kontrakturrisiko bekannt
☒ nein
☐ ja, an folgenden Stellen: warum: (Prophylaxe siehe Maßnahme)

Dekubitusrisiko bekannt
☒ nein
☐ ja, an folgenden Stellen: warum: (Prophylaxe siehe Maßnahme)

Sturzrisiko erhöht
☒ nein
☐ ja, in folgender Situation: (Prophylaxe siehe Maßnahme)

Beratungsgespräch zu folgendem Risiko
geführt am: , Broschüre ausgehändigt am:

Ziele (Was hat die Maßnahme für einen Zweck? Was ist realistisch erreichbar?)
Schmerzlinderung
Erhält Hilfe und Unterstützung in ihrer eigenen und von ihr gewünschten Art.

Evaluation/Auswertung/Kontrolle/Ergebnis

Datum	Bemerkungen	Handzeichen
02.02.2020	*Kein Sturz seit Feb. 2013, Frau Möller meldet sich, wenn sie Schmerzen hat, was ca. 1 x Woche auftritt. Sie läuft weiterhin allein und sicher auf dem Wohnbereich und in ihrem Zimmer.*	*JK*

Bereich e) Lebensplanung (AEDL 8, 9, 12, 13)

Bewohnername: *Luise Möller* **Zi:** *124* **Bereich:** *WB 2 b*

Planung erstellt von: *Jutta König* **Datum:** *23.12.2019*

Wichtige Informationen zum Bewohner/seine heute gelebte Biografie/Bedürfnisse im Alltag (nicht bei der Pflege)/seine Einstellung zum Leben, Wünsche, Gewohnheiten
Frau Möller ist eine lebenslustige Frau. Sie war früher in vielen Vereinen tätig, wie z. B. Gesangsverein, Frauenbund. Sie war laut Aussage ihrer Tochter immer aktiv dabei, hilfsbereit und hat gern für Feierlichkeiten gebacken. Sie ist heute noch sehr gern bei Singstunden oder mit Haushaltstätigkeiten beschäftigt. Sie mag es nicht, untätig herumzusitzen, sie ist sehr hilfsbereit und ist auf Nachfrage sofort bemüht mitzuhelfen.

Ressourcen des Bewohners (Was kann er noch?), **Sprachvermögen, Hörvermögen, Sehvermögen, Möglichkeit sich mitzuteilen, verbal und nonverbal über Mimik und Gestik, Hinweise zu Orientierungsvermögen**
Frau Möller kann sich mitteilen, sie weiß klar, was sie möchte, auch wenn sie nicht immer orientiert ist. Sie meint, sie sei noch jung und müsse zur Arbeit. Lässt sich aber durch Einbinden in den Alltag gut ablenken von ihrem Stress zur Arbeit zu müssen.

Wie verbringt der Bewohner seinen Tag, was macht er gern, wie möchte er zur Nacht versorgt sein (hell/dunkel, Fenster auf/zu etc.)?
Frau Möller ist eine Frühaufsteherin. Sie hilft dabei, den Frühstückstisch zu decken und später auch das Geschirr wegzuräumen und die Tische abzuwischen. Nach dem Frühstück geht sie meist im Aufenthaltsraum umher und sucht Gesprächspartner oder Arbeit. Sie wird in die Aktivitäten im Hause eingebunden, hat aber meist wenig Ausdauer, bis sie sich die nächste Beschäftigung sucht.
Sie ist keinen Mittagsschlaf gewohnt und geht früh, ca. gegen 18:30 Uhr zu Bett. Sie betet ganz gern eine kurzes Nachtgebet, wenn sie im Bett liegt. In der Nacht wird sie meist nur zum Toilettengang wach, schläft danach aber weiter. Selten kommt sie auf den Flur »um nach dem Rechten zu schauen«, wie sie sagt.

Was übernehmen Angehörige? Welcher Angehörige kommt wie oft? Was machen die die Besucher mit dem Bewohner? Wie geht es dem Bewohner mit dem Besuch?
Die Tochter kommt meist samstags und beschäftigt sich mit der Mutter, räumt mit ihr auf oder geht spazieren.

Maßnahmen der Pflegekräfte und Betreuungsmitarbeiter (Was, wann, wie, wie oft, womit?)
Frau Möller wird in die Aktivitäten auf Station eingebunden. Sie bekommt Putzlappen und hilft bei der Geschirrversorgung und anderen hauswirtschaftlichen Tätigkeiten. Dienstags und donnerstags wird sie am Nachmittag zur Tagegruppe abgeholt, zur Sturzprophylaxe und Back-/Kochgruppe. Wenn sie mag, wird ihr das gemeinsame Singen jederzeit angeboten. 14-tägig besucht Frau Möller den Hausgottesdienst.

Problem (Warum muss der Mitarbeiter diese Maßnahmen im Bereich Psycho-soziale Lebensaktivitäten übernehmen?)
Frau Möller hat schnell Langeweile, sie beginnt dies oder jenes, bleibt aber nicht dran und vergisst, was sie tun wollte. Andere Mitbewohner fühlen sich durch ihre Art manchmal gestört, weil sie leicht fahrig und unruhig auf andere wirkt.

Ziele (Was hat die Maßnahme für einen Zweck? Was ist realistisch erreichbar?)
Frau Möller fühlt sich wichtig, hat das Gefühl, gebraucht und eingebunden zu sein.

Evaluation/Auswertung/Kontrolle/Ergebnis

Datum	Bemerkungen	Handzeichen
02.02.2020	*Frau Möller nutzt weiter ihre Fähigkeiten, hilft bei der Hauswirtschaft und hat sichtlich Freude an Aktivitäten.*	*JK*

Sie sehen, auf wenigen Seiten haben Sie alles zusammen, was zur Pflege benötigt wird. Es bedarf weder eines Biografieblatts noch einer Anamnese, geschweige denn aller 13 AEDL. Die Pflegeplanung kann wachsen, von Woche zu Woche, von Monat zu Monat. Sie ist und bleibt aber das, was sie sein soll: die Planung der Pflege.

Fazit **Fünf Bereiche = eine komplette Pflegedokumentation**

Mit diesen fünf Bereichen als Pflegeplanung sowie dem Stammblatt, der ärztlichen Anordnung, einem Leistungsnachweis, dem Pflegebericht und den Risikoerhebungen (Dekubitus, Sturz, Ernährung) könnte Ihre Pflegedokumentation schon komplett sein.

9 Verknüpfen Sie BI, SIS® mit der neuen indikatorengestützten Qualitätsprüfung

2019 hat eine gänzlich neue Art der Qualitätsbewertung in der Pflege Einzug gehalten. Der Gesetzgeber wollte keine Noten mehr, sondern eine Bewertung der Qualität beim Klienten. Stationär werden intern Qualitätsindikatoren erhoben, um die Einrichtungen untereinander zu vergleichen. Und die externe Prüfung für die Einrichtungen (ambulant[15], teilstationär und stationär) beziehen sich auf die Ergebnisse bei der Pflege und Betreuung, nicht auf die Dokumentationsergebnisse.

Diese neue Welt in der Qualitätserfassung und -darstellung lässt einen neuen Weg der Dokumentationsdarstellung und Pflegeprozessbearbeitung zu.

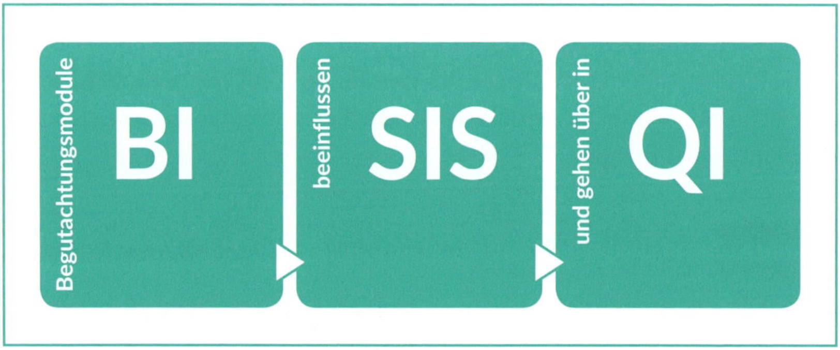

Abb. 6: Die neue Welt der Qualitätserfassung.

[15] Ab Sommer 2020 geplant

Tipp

Für die Qualitätsindikatoren (nur stationär) werden die Begutachtungsmodule 1, 2, 4 und 6 original in die Ergebniserfassung übernommen. Damit wird klar, dass Sie das Begutachtungsinstrument (BI) nur alle sechs Monate benötigen. Machen Sie es daher gleich zum Bestandteil der Dokumentation!

9.1 Vom Begutachtungsinstrument (BI) zur SIS®

Tipp

Starten Sie mit den BI-Modulen die Erhebung der Selbstständigkeit und Fähigkeiten sowie Beeinträchtigungen eines Menschen. Von dieser Erhebung ausgehend übernehmen Sie dann den Text in die SIS® und individualisieren die Feststellungen. 9

Tab. 16: Mobilität

BI-Modul	SIS®
Mobilität	**Themenfeld 2: Mobilität und Beweglichkeit**
Positionswechsel im Bett = überwiegend selbstständig	Frau L.: »Ich kann mich noch ein bisschen rumziehen.« PFK: Frau L. positioniert sich, indem sie sich an der Aufrichthilfe oder am Bettrahmen festhält und/oder zieht.
Halten stabiler Sitzposition = selbstständig	Frau L.: »Ich kann nicht lange sitzen, da tut mein Rücken weh.« PFK: Frau L. sitzt gerne im Sessel am Fenster zum Garten.

BI-Modul	SIS®
Umsetzen = überwiegend selbstständig	Frau L.: »In die Dusche einsteigen traue ich mich nicht, da müssen Sie mir helfen.« PFK: Frau L. macht die täglichen Transfers selbst, außer in die Badewanne oder Duschtasse, hier bittet sie um Hilfe.
Fortbewegen im Wohnbereich = überwiegend selbstständig	Frau L.: »Wer rastet der rostet.« PFK: Frau L. geht mit ihrem Rollator selbstständig und sicher über den Wohnbereich. Sie erkennt Gefahren, geht kein Risiko ein. In den Garten geht sie in Begleitung ihrer Zimmer-Mitbewohnerin Frau P. oder ihrer Tochter oder der Betreuungskräfte.
Treppen steigen = überwiegend unselbständig	Frau L.: »Zum Glück habt ihr einen Fahrstuhl, das ist besser als bei mir zuhause mit meiner steilen Treppe, das war doch gefährlich«. PFK: Frau L. nutzt den Fahrstuhl bewusst und sicher.

Tab. 17: Verhaltensweisen und psychische Problemlagen

BI-Modul	SIS®
2 Verhaltensweisen und psychische Problemlagen	**Themenfelder 5, 3, 4, 6**
3.1 Motorisch geprägte Verhaltensauffälligkeiten 3.2 Nächtliche Unruhe 3.3 Selbstschädigendes und autoaggressives Verhalten 3.4 Beschädigung von Gegenständen 3.5 Physisch aggressives Verhalten gegenüber anderen Personen 3.6 Verbale Aggression 3.7 Andere pflegerelevante vokale Auffälligkeiten	Themenfeld 5: Läuft nachts umher, geht in fremde Zimmer, stört damit Mitbewohner. Sucht seine Mutter, lässt sich leicht lenken, wenn man von »Irma« spricht.
	Themenfeld 3: Herr T: »Der Scheißstaat hat mein Leben kaputt gemacht, mir wurde alles geklaut, meine Frau und Kinder sind weg, alles Schei..« PFK: Nach jahrelangem Alkoholkonsum kann Herr T. Nähe und Distanzen nicht richtig einschätzen. Er überreagiert schnell, teils laut schreiend wegen vermeintlicher Kleinigkeiten. Er schimpft auch vor sich hin, ohne erkennbaren Anlass. Herr T. lässt sich von Leitungskräften beruhigen, entschuldigt sich dann mehrfach.

BI-Modul	SIS®
3.8 Abwehr pflegerischer oder anderer unterstützender Maßnahmen 3.9 Wahnvorstellungen 3.10 Ängste 3.11 Antriebslosigkeit bei depressiver Stimmungslage	Themenfeld 4: Frau P.: »Wenn die Soldaten zum Frühstück kommen, müssen wir fertig sein.« PFK: Frau P. liegt oft angezogen im Bett, will immer »gerüstet« sein. Entsprechend klappt das Anziehen bei ihr besser als das Auskleiden. Sie hat Angst, wenn nachts kein Licht brennt, freut sich immer, wenn man nach ihr schaut.
3.12 Sozial inadäquate Verhaltensweisen	Themenfeld 4: Herr W. uriniert an ungewöhnlichen Orten wie Fahrstuhl oder Blumenkübel. Er sucht sich immer eine ungestörte Ecke. Im Zimmer kommt er mit einem Eimer hinter der Tür meist gut zurecht.
3.13 Sonstige inadäquate Handlungen	Themenfeld 6: Frau Z.: »Immer diese Unordnung, man weiß nicht, wo man anfangen soll.« PFK: Frau Z. zieht immer wieder ihr Bett ab und steckt die Bettwäsche in Schrank oder Kommode. Insgesamt räumt sie viel in ihrem Zimmer nach eigener Ordnung um.

10 Schlusswort

Wer nicht auf der Strecke bleiben will,
muß hin und wieder vom Weg abkommen.
Kurt Haberstich (1948)

Ich weiß, dass ich Sie mit diesem Buch provoziere. Ich weiß auch, dass ich nicht nach reiner Lehre vorgehe. Ich akzeptiere daher jede Art von Kritik. Aber vergleichen Sie Ihre Art der Dokumentation mit vielleicht 20 Blättern mit dem von mir vorgeschlagenen Weg. Schauen Sie, ob Ihnen in meiner Art, Pflegeplanungen zu betrachten, tatsächlich etwas bei der Pflege Ihres Klienten fehlt.

Es geht um den Pflegebedürftigen und wir müssen all unsere Kraft für dessen optimale, individuelle und besondere Pflege einsetzen. Nach meinem Dafürhalten hat der Klient von meiner Art, die Pflege zu planen, mehr als vom sturen Abarbeiten der 13 AEDL. Der Klient profitiert, wenn ich seine Bedürfnisse, Wünsche und Gewohnheiten direkt in die Pflegeplanung aufnehme, sofern es in den Bereichen der Pflege relevante Informationen gibt. Wenn seine Bedürfnisse direkt ab dem ersten Tag in die Pflegeplanung aufgenommen werden, besteht einfach eine größere Chance, dass sie auch im Alltag berücksichtigt werden.

Haben Sie Mut. Machen Sie mit. Hinterfragen Sie täglich: WARUM. Und gegenüber Außenstehenden, die etwas von Ihnen fordern, vergessen Sie bitte nie die die Frage »Wo steht das?«

Literatur

BMG (2015): Handlungsanleitung (Version 1.1) zu praktischen Anwendung des Strukturmodells (ambulant/stationär) der integrierten Strukturierten Informationssammlung (SIS®) mit der Matrix zur Risikoeinschätzung, der Maßnahmenplanung und der Evaluation sowie mit Hinweisen zum Handlungsbedarf auf der betrieblichen Ebene.

Böhme H (1999). Rechtshandbuch für Führungskräfte. Weka Verlag, Kissing.

Büscher A, Wingenfeld K et al. (2018): Entwicklung der Instrumente und Verfahren für Qualitätsprüfungen nach §§ 114 ff. SGB XI und die Qualitätsdarstellung nach § 115 Abs. 1a SGB XI in der ambulanten Pflege. Abschlussbericht, Osnabrück/Bielefeld

Der Bevollmächtigte der Bundesregierung für Pflege & EinSTEP (2017): Informations- und Schulungsunterlagen zur Einführung des Strukturmodells in der ambulanten, stationären und teilstationären Langzeitpflege. Version 2.0.

Fiechter V, Meier M (1998). Pflegeplanung. Recom Verlag, Basel

Deutsches Netzwerk für Qualitätsentwicklung in der Pflege (Hrsg.) (2005). Expertenstandard Ernährungsmanagement zur Sicherstellung und Förderung der oralen Ernährung in der Pflege Expertenstandard Schmerzmanagement in der Pflege bei akuten oder tumorbedingten chronischen Schmerzen, 1. Aktualisierung 2017, Osnabrück

Deutsches Netzwerk für Qualitätsentwicklung in der Pflege (Hrsg.) (2013). Expertenstandard Sturzprophylaxe in der Pflege, Osnabrück

Deutsches Netzwerk für Qualitätsentwicklung in der Pflege (Hrsg. (2009). Expertenstandard Pflege von Menschen mit chronischen Wunden, Osnabrück

Deutsches Netzwerk für Qualitätsentwicklung in der Pflege (Hrsg.) (2011a). Expertenstandard Dekubitusprophylaxe in der Pflege. 2. Aktualisierung 2017 mit aktualisierter Literaturstudie (1999–2002), Osnabrück.

Deutsches Netzwerk für Qualitätsentwicklung in der Pflege (Hrsg.) (2011b). Expertenstandard Schmerzmanagement in der Pflege bei akuten Schmerzen. 1. Aktualisierung. Osnabrück.

Deutsches Netzwerk für Qualitätsentwicklung in der Pflege (Hrsg. (2015). Expertenstandard Schmerzmanagement in der Pflege bei chronischen Schmerzen. Osnabrück.

GKV & MDS (2017): Richtlinien zum Verfahren der Feststellung der Pflegebedürftigkeit sowie zur pflegefachlichen Konkretisierung der Inhalte des Begutachtungsinstruments nach dem Elften Buch des Sozialgesetzbuches (Begutachtungs-Richtlinien – BRi) vom 15. 04. 2016, geändert durch Beschluss vom 31. 03. 2017, in Internet: https://www.mds-ev.de/themen/pflegebeduerftigkeit-und-pflegebegutachtung/das-begutachtungsinstrument.html

GKV & MDS (2018): Richtlinien des GKV-Spitzenverbandes über die Durchführung der Prüfung der in Pflegeeinrichtungen erbrachten Leistungen und der Qualität nach § 114 SGB XI für die vollstationäre Pflege vom 17. Dezember 2018. Qualitätsprüfungs-Richtlinien für die vollstationäre Pflege (QPR vollstationär). Im Internet: https://www.mds-ev.de/themen/pflegequalitaet/qualitaetspruefungen.html

MDS (o.J.): Das Neue Begutachtungsinstrument der sozialen Pflegeversicherung. Die Selbstständigkeit als Maß der Pflegebedürftigkeit. Im Internet: https://www.mds-ev.de/themen/pflegebeduerftigkeit-und-pflegebegutachtung/das-neue-begutachtungsinstrument.html

Wingenfeld K, Stegbauer C, Willms G, Sternberg RC, Voigt C, Woitzik R (2017): Entwicklung, der Instrumente und Verfahren für Qualitätsprüfungen nach §§ 114 ff. SGB XI und die Qualitätsdarstellung nach § 115 Abs. 1a SGB XI in der stationären Pflege. Zweiter Zwischenbericht – Definition zentraler Konzeptbausteine, Bielefeld/Göttingen

Wingenfeld K, Stegbauer C, Willms G, Sternberg RC, Voigt C, Woitzik R (2018): Entwicklung der Instrumente und Verfahren für Qualitätsprüfungen nach §§ 114 ff. SGB XI und die Qualitätsdarstellung nach § 115 Abs. 1a SGB XI in der stationären Pflege. Abschlussbericht: Darstellung der Konzeptionen für das neue Prüfverfahren und die Qualitätsdarstellung. Bielefeld, Göttingen.

Register

Jetzt zählt nur noch das Ergebnis!

Pflege PRAXIS

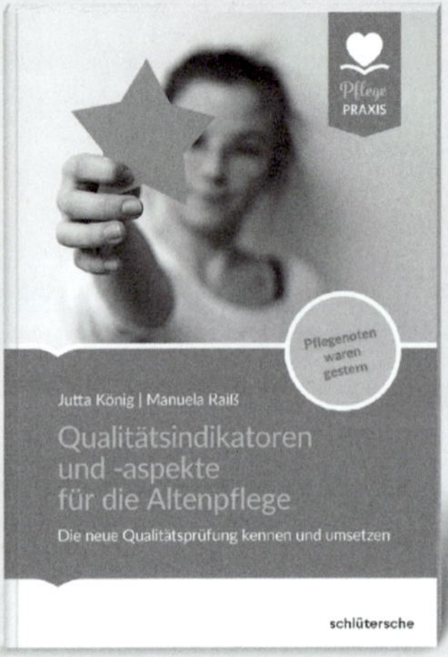

Jutta König I Manuela Raiß

Qualitätsindikatoren und -aspekte für die Altenpflege

Die neue Qualitätsprüfung kennen und umsetzen

200 Seiten, Softcover
ISBN 978-3-89993-997-2
€ 26,95

Auch als E-Book erhältlich

- Qualitätsindikatoren kennen und sicher umsetzen
- Praxisnahe Strategien rund um die neue Prüfung
- Hilfreiche Tipps zur neuen Art der Pflegedokumentation

»Alles, was Sie zum Thema ›Qualitätsindikatoren‹ wissen müssen.«

Jutta König

Änderungen vorbehalten.

buecher.schluetersche.de **pflegen-online.de**